JN427113

유쾌한 한약담론

병 개

시리즈 ❶ 소아 · 어린이

도서출판 정담

추천사

임상 입문시절 반복해서 읽어보던 이종대 학술 고문님의 〈번개〉 자료가 최미선 선생님의 수고로 새롭게 『벙개』로 나온다고 해서 기쁜 마음과 함께 감사와 축하의 말씀 전합니다.

소아과/부인과에 관한 생리적 특징과 증상, 그리고 기본 처방에 대한 이야기를 읽어보고 있으니 오래전 연구소에서 선생님이 구술하던 것을 정리하던 그 시절에 가 있는 듯 하여 감회가 새롭습니다.

뭐하나 제대로 알지 못하던 그 시절의 자료가 이처럼 임상의 기초를 닦는데 소중한 자료임을 이제야 알게 되었습니다.

고문님의 많은 저작물이 출판되기 전에 이 번개자료는 만들어졌고 임상을 하려던 많은 태극 학생들에게 지침이 되었던 자료입니다.

대화 형태로 되어있어 책을 펴고 읽기 시작하면 금방 선생님이 학생들에게 해주는 이야기 속으로 빠져들게 됩니다.

수십 년간 임상에서 얻는 자료를 꼼꼼히 기록하시고 분석하신 치험례를 통해 얻게 된 경험과 지식을 쉬운 용어와 양방생리를 겸한 설명은 한방 공부를 이리 쉽게 할 수 있는지 놀라울 뿐입니다.

이후의 책들의 기본골격이 되는 변증 방식의 이론으로 신체조건(생리유형)과 신체상태(병리상태)에 따른 증상, 증후의 이해는 한방을 하면서 한방의 많은 한약처방이 왜 소중한지 알 게 되었습니다.

그리고 적용이 되는 상황을 구체적으로 적시해놓은 많은 치험례(새로보는 방약합편, 한방병리 30처방, 새로보는 빈용101/202)를 통하여 처방을 익히게 됩니다.

한방을 공부하는 초심자들에게 "기초 생리와 병리 그리고 처방"을 익히는데 소중한 기초 자료가 될 것으로 확신합니다.

이 자료를 정리하고 편집 출판까지 수고해 주신 최미선 선생님께 다시 한 번 감사의 말씀을 드립니다.

2019년 4월

한방임상태극학회 회장 이윤호

대담자 서문

2002년 당시 안양의 연구소에선 휴식시간에 짧은 질문에 짧게 대답하는 형식의 '번개'라는 수업이 있었다. 이를 활자화 하여 기록으로 남긴 유인물로 돌아다닌 것이 〈번개〉라고 여겨진다. 이전에도 많은 질문과 대답이 오갔으나 처음 녹취하여 기록하기 시작을 한 것은 노의준 선생이었다.

기존 중의학으로만 이해와 활용이 어려웠던 한의학도들이 지푸라기라도 잡고 싶은 심정으로 한약처방과 치료에 대한 경험을 갈구하는 형편이어서 개인의 시각이나 경험위주인 설명에서 한계가 있었고, 부족한 점이 많았었지만 어쨌든 이 내용들이 활자화 되어 순식간에 퍼져나갔던 듯싶다.

세월이 지나도 한방에 입문하는 한의학도가 다시 같은 의문을 가지고 공부를 해야 하는지라 늘 후학들을 위해 마음을 쓰고 있는 울산의 최미선 선생께서 예전의 자료를 찾아서 입문자들의 이해를 위하여 다시 번개를 준비하고 있다 하므로 개인적으로는 부끄러우나 학문은 위대하여 많은 사람들의 건강을 찾게 할 수 있으므로 격려의 마음을 담아 짧은 인사 말씀을 전한다.

2019년 1월 30일

안양 연구소에서 이종대

편저자 서문

학창시절 한약에 대해 공부할수록 점점 더 깊은 미로 속을 헤매는 기분이었다. 약과 신체를 접합해야 하는 지점이 뿌연 안개 속에 가려져 있었다. 왜 특정한 약이 특정한 상태의 인체에 가야하는 지에 대한 기존의 설명은 암기는 할 수 있었으나 이해할 수는 없었다.

일반론은 있었으나 내가 이해할 수 있는 개별론은 만나지 못한 상태였다. 그 때 태극학회와 이종대 선생님을 만났다. 마치 어두운 숲길에 불이 환히 켜진 가로등을 찾은 기분이었다.

이종대 선생님은 현 존재의 신체 상태를 중시하고 그 신체 상태는 어떠한 기전으로 발생했으며 그 상태에 따라 한방 처방을 어떻게 연결하는지를 설명하고 계셨다. "때가 되면 스승은 찾아온다." 라는 말을 이때 처음으로 믿게 되었다. 처음에는 선생님께 다가가는 것이 너무 큰 어른이라 조심스럽고 어려웠다. 그때 누군가 나에게 던져준 것이 바로 '번개'였다.

선생님과 학생들(노의준 원장님이 시작한 것으로 알고 있음)과의 대담을 기록물로 남기고 그것을 학습 자료로 돌려보고 있었던 것이다. '번개'는 학생과 스승과의 한의학적 담론이라는 기발한 형식에다 생생한 현장성 때문에 학생들 사이에 꽤 인기 있는 학습 자료였다. 어렵다고 여기던 한약을 쉽게 접근할 수 있도록 디딤돌 역할을 해주었다.

졸업 후 연구소에 근무할 때, 꼭 내 손으로 '번개'를 다시 편집하리라 마음먹었었다. 그러나 삶의 행로를 핑계로 미루다 보니 벌써 꽤 시간이 흘러버렸다. 이제 더 미룰 수는 없었다. '번개'를 이종대 선생님의 의견을 반영해 『벙개』로 개명하여 편집하는 동안 가장 많은 혜택을 받은 이는 바로 나였다.

다시 운명처럼 만난 『벙개』를 다시 읽고 편집하고 곱씹다 보니, 예전에는 보이지 않았던 수많은 사연을 가진 이름 없는 환자들의 아픔과 그 아픔을 어루만졌을 선생님의 고민과 그것에 다가가려 노력한 동료 학생들의 고단함이 보였다.

『벙개』는 어쩌면 우리 모두의 염원을 담았을지도 모른다. 고달픈 몸을 달래고자 하는 환자와 그 아픔을 외면할 수 없는 치유가들의 따뜻한 염원.

『벙개』의 저자는 자신이 아니라 수많은 학생들이라며 한사코 저자 이름에 오르기를 사양하시는 선생님 그리고 이 기록에 참여한 많은 제자들, 그 이름을 대신하여 제 이름이 편저자로 올라가는 것이 그저 송구합니다. 이 책은 우리 모두의 것입니다.

2019년 4월 15일

최미선

일러두기

- 이 책의 내용은 이종대 선생님과의 대화를 기록한 '번개'를 재구성한 것으로『벙개』로 개명하였다.
- 대화록이다 보니 선생님의 말씀과 학생들의 학습 내용이 뒤섞여 있어서, 선생님의 저서를 기준으로 분류했다.
- 대화록이다 보니 평소 선생님의 논점이 충분히 들어있지 않은 경우가 있었다. 이는 선생님의 저서들을 통해 원래 '번개'의 내용을 헤치지 않는 선에서『새로 보는 방약합편』을 참고로 보충했다.
- 편의상 소아/어린이/여성 등으로 나누었지만, 내용으로 들어가면 감기 동통 비뇨기 등등으로 이야기가 번져나간다. 대화록의 특징이자 장단점이니 양해를 바란다.
- 이종대 선생님은 호를 따서 단샘 또는 그림  으로 표기했다.
- 등장하는 학생 또는 그림  은 여러 학생들의 대표 명사이다.
- 주석에 달린 방제에 단위가 없는 것은 모두 錢 이다.

  예) 마황 1 계지 2 → 마황 1錢 계지 2錢
- 처방명 앞에 숫자는 방약합편을 표기하는 이종대 선생님의 방식에 따른 것이다.

  예) (2-027) : 방약합편 중통 평진탕
- 대화의 재구성에 오류가 있다면 그것은 전적으로 편저자인 최미선의 책임이다.

목차

들어가며

망망대해(大海)를 항해 할 때 지도를 보면 위도(緯度)와 경도(經度)가 있다. 변증(진단)에도 위도(x)와 경도(y)가 있다면 위치파악이 보다 쉬워질 것이다. 병인(경도x)과 생리(위도y)를 보면 병리상태(위치xy)가 보이고 위치에서 나타난 증상증후(생선, 어군, n/xy)를 보다 정확히 찾을 수 있을 것이다.

그간의 양의학계에서는 병인위주, 병명위주로 치중한 면이 있어, 허약질환, 면역질환 등은 진단 및 치료에 한계가 있었다.

중의학에서는 증상증후와 병인을 바탕으로 한 팔강변증 위주로 치중하다 보니 이해와 설명이 어렵고 진단 및 치료의 객관화 부족으로 재현성이 어려웠다. 그래서 한계와 활용의 모호성으로 변증과 치료에 어려움이 늘 있었다.

이제 이들이 가진 장점을 수용하고 미비한 점을 개선하면서 부족한 부분을 보강하고자 한다. 따라서 새로이 기존의 진단방법에 생리와 병리(상태)를 도입하여 누구나 이해와 설명이 가능하고 임상적용이 가능한 형식과 지도를 만들어 치료의 객관화와 효율성을 높이고자 한다.

이러한 변증체계의 이해에 필요한 그라프로 보면 병인x축, 생리y축, 병리(상태)는 xy점, 증상은 n/xy가 된다.

▶ 표1. 그래프 도표

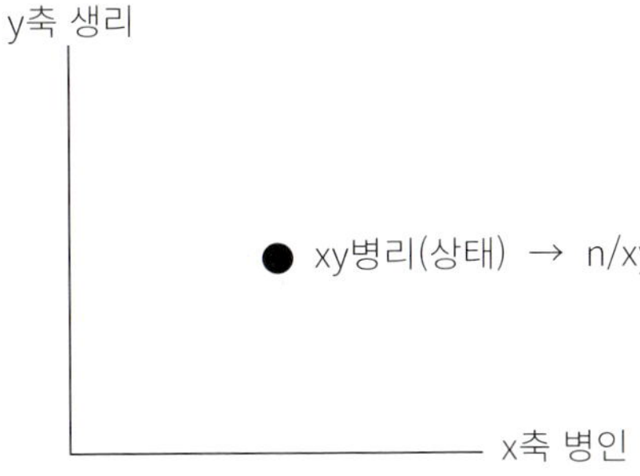

▶ 표2. 격자 도표

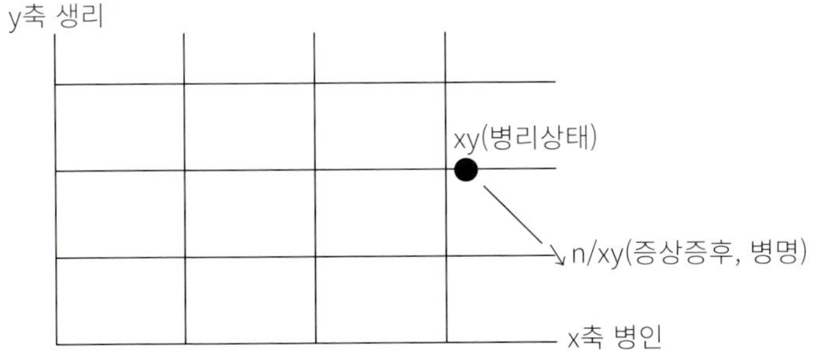

따라서 변증(진단)은 다음과 같은 형식이 올바른 것이 된다.

▶ **표3. 격자 도표**

병인x	생리y	병리상태xy	증상증후 1/xy

변증(진단)이 정확하면 치법, 처방은 당연히 쉬워 질 수가 있다. 이제부터는 방향이나 경험만으로 길을 가지 말고 보다 정확한 지도와 좌표를 가지고 함께 길을 떠나보자!

인류건강과 미래의학인 통합의학의 발전을 위하여!!

연구소에서 이종대

문답 1 어린이 생리적 특성

오랫동안 임상에 계셨고 많은 환자들을 대하셨는데, 임상에 있는 제자들에게 환자를 대하는 법에 대해서 한 말씀 해주세요.

환자를 대할 때는 환자를 주도하여 카리스마를 가지고 장악하여야 한다. 환자에게 이 사람에게 나를 맡겨도 되겠다고 느끼도록 강한 신뢰를 주어야한다.

그러려면 먼저 자신감이 있어야 한다.

그리고 환자 병증에 대하여 질문에 막힘이 없어야하고, 환자가 공감할 수 있도록 충분히 설명하고 납득시켜야 한다.

환자에게 증상을 설명하는 데 있어서 상담 과정에서 원장과 부원장 두 사람의 상충이 없어야 한다. 나는 일차적으로 환자가 들어올 때 얼굴과 걸음걸이, 목소리를 듣고 환자의 상태를 어느 정도 판단한다.

저는 언제쯤 그 경지에 도달할까요.

선생님, 오늘은 소아과에 대해서 질문을 드리겠습니다. 소아에게 약을 쓰는 것은 성인에게 쓰는 것과는 다릅니다. 이 다름을 만드는 소아, 어린이의 생리적 특성이 어떤 것이 있습니까?

성장기 아이들은 기본적으로 세포활동이 활발한 시기이다. 따라서 체열이 높은 만큼 준열한 온열제의 사용은 바람직하지 않다. 예를 들면 부자나 초오 등 이런 본초는 기본적으로 나이 들어 말초혈관이 노화되거나 기능이 약해져서 해서 생긴 허랭통이나 심장운동이 저하되어 있어서 생긴 증상에 많이 사용하기 때문이다.

대부분 아이들이 잘 때 땀을 흘린다. 많이 흘리거나 늘 흘리는 경우가 아니라면 병이라 생각하거나 이걸 도한[1]이라고 보고 치료했다간 낭패를 본다. 어느 정도의 땀은 기본적인 생리현상이다.

땀은 우리 체내의 대사를 조절하기 위해 나는 것이기 때문에 땀이 난다는 것을 그리 심각하게 받아들이지 말아야 한다.

조금씩 나는 땀에 당귀육황탕[2]이나 이런 걸 쓰면 안 되겠지. 그걸 쓰면 당연히 설사를 좍좍 할 것이다. 대부분 연약하면 황기건중탕[3]을 쓰고 열이 많으면 당귀육황탕을 쓴다. 그 외는 보통 체질에 맞는 보약을 써주면 된다.

---

[1] 도한(盜汗) : 밤에 잠이 든 후 저절로 땀이 흐르며 잠이 깨면 땀이 멎는 일종의 증상

[2] (3-067) 당귀육황탕 : 황기 2 생지황 숙지황 당귀 각1 황련 황백 황금 각0.7

[3] (1-045) 황기건중탕 : 백작약 5 계지 3 감초자 1 황기

Lecture 어린이 생리적 특성

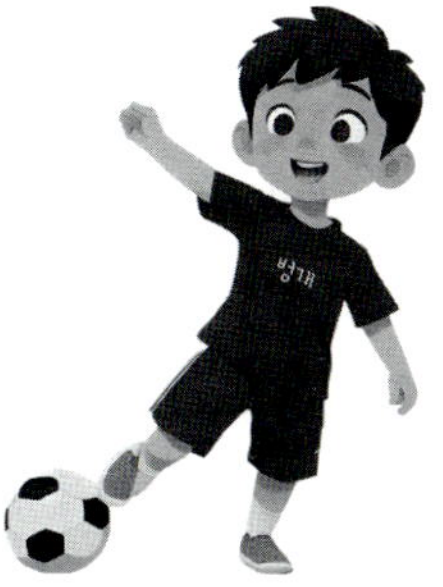

1) 성장기 어린이의 에너지

① 성인에 비해서 에너지가 많다. 생명체를 유지하면서 동시에 성장도 하기에 유지에너지+성장에너지 = 많은 에너지

② 에너지가 많으므로 열성반응이 잘 나타난다. 생리의 바탕이 에너지가 많으므로 열병이 잘 나타난다.

③ 에너지가 많으므로 대사가 빠르고 회복도 빠른 편이다.

2) 아직 형체가 미약하다. 형체변화의 증상이 잘 나타난다.

① 영양부족으로 인한 성장기 허약성 질환이 나타난다. 성장기 허약성 슬관절통. 성장기허약성 복통 등을 말한다.

② 성장기 허약성 질환이 나타난다. 야뇨, 코피, 도한, 야제, 성장부진, 경기 등 허약성질환이나 과잉행동증후군(ADHD), 아토피 등 부조화 질환도 잘 나타난다.

문답 2 땀

한방에서는 땀을 자한[1], 도한 등 여러 가지로 나누고 있습니다. 먼저 땀이 나는 기전과 처방에 대해서 말씀해주세요.

땀은 몸의 에너지 대사를 조절하기 위해 나오는 것이고 체질에 따라 땀이 잘 나는 경우와 잘 나지 않는 경우가 있다. 보통 피부가 얇고 대사량이 적은 사람 즉 소음인 계열의 추위를 많이 타는 사람의 경우는 땀이 없고 건조한 경우가 많다. 이런 사람이 땀이 나기 시작하면 보통 표허증[2]이라고 한다. 이럴 때 사용하는 것이 옥병풍산[3], 보중익기탕[4], 건리탕[5], 계지탕[6], 황기건중탕인 것은 다 알 것이다.

외한(外寒)[7]에 의한 자한은 계지제를 기본으로 쓴다. 오한과 미발열을 겸하고 있는 상태는 감기 초기에 기력이 약하고 심장기

---

1 자한(自汗) : 낮에 노동을 하지도 않고 옷을 두껍게 입지도 않았으며 혹은 열이 나지도 않는데, 땀이 저절로 나는 일종의 증상, 식은땀

2 표허 : 표증의 일종, 외부를 보호하는 양기(陽氣)가 부족하여 나타나는 증후, 표증이외에 식은땀이 나고 바람을 싫어하며, 맥이 뜨고 완만하며 힘이 없는 것이 특징이다.

3 (2-096) 옥병풍산 : 백출 2.5 방풍 황기 각1

4 (1-022) 보중익기탕 : 황기 1.5 인삼 백출 감초 각1

5 (1-006) 건리탕 : 백작약 5 계지 3 인삼 백출 건강 각2 감초자 1

6 (상한론) 계지탕 : 계지 작약 각3냥 감초자 2냥 생강 3냥 대조 12매

7 외한(外寒) : 한사(寒邪-감기를 일으키는 차가운 기운)가 피부를 침입하여 양기(陽氣)가 소통되지 못하므로 오한, 발열, 두통, 신경통이 생기며 땀이 나지 않고 맥이 뜨고 긴장된 증상이 나타난다.

능이 약해진 심한 허증에 해당한다. 영위조화(營衛調和)라는 말을 들어보았을 것이다. 이것은 표와 리를 조절해준다는 의미라고 생각하면 된다.

보통 잡병에서는 자한이 나면서 오한(惡寒)[8]이 있는 경우는 드물고 오풍(惡風)[9]이나 오한이 있으면서 살갗에 닭살이 돋는 추위를 느끼는 정도이다. 일반 잡병의 경우엔 보중익기탕이나 여러가지 보약류 들을 많이 사용 할 수 있고, 황기를 많이 사용하게 된다.

계지탕은 자한이 있을 때 쓸 수 처방이군요.

꼭 그런 것만은 아니다. 계지탕은 계지 이외에 작약, 생강, 대조, 감초가 들어간 약으로 계지를 제외하면 모두 이증(裏症)[10]에 쓰는 약이다. 표허 증상이라는 것은 대사력이 심하게 떨어져서 심장의 기능이 많이 저하되고 말초혈관의 혈액량도 줄어든 생리적 상태이므로 피곤을 느끼기 쉽고, 이로 인해 피부의 주리작용[11]의 부조화로 인해 자한이 되는 것이다.

이것을 계지로 강심시켜서 말초혈관의 혈액량을 늘려주고 대조, 감초 등은 물질적 기반을 조성해주고 작약은 근육 안에 혈액량을 조절해서 안과 밖의 기능을 조절하는 것이다. 따라서 이

---

8 오한(惡寒) : 찬 것을 싫어하고 추위를 느끼는 것

9 오풍(惡風) : 바람을 싫어하는 증상

10 이증(裏症) : 외감에 상대되는 개념으로 내장의 병변을 말한다.

11 주리(腠理) : 피부, 피부와 근육이 서로 접하는 곳

것은 표허증 중에서도 허증의 전형적인 표양허증상이라고 말할 수 있다. 보통 이런 경우 오한(惡寒)이나 감기기운이 있을 때 땀이 없더라도 계지탕을 사용할 수 있다.

표가 허해서 땀이 난다는 것은 충분히 이해가 됩니다. 그런데 신수부족(腎水不足)[12]으로 인해서 땀이 난다는 것은 어떤 의미입니까? 신수가 부족한 데 또 땀이 난다는 것이 쉽게 와 닿지는 않습니다.

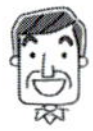

'신수부족, 신허유열'이란 표현을 알 것이다. 음허하면 도한이 생긴다. 즉 신허유열하다는 것이다. 여기서 신수(腎水)를 물이라고 생각하니까, 신수가 부족한 데 어떻게 땀이 날 수 있을까라는 의문이 생기는 것이다.

신수(腎水)는 신정(腎精)을 의미한다.

즉 인체를 구성하는 정미로운 물질을 인 것이다. 그것이 부족해지면 열 증상이 나타난다. 목구멍이 건조하고 통증이 있고 얼굴이 붉어지고 혀가 붉어지는 등. 정리하면 신수가 부족하다는 것은 신허(腎虛)의 원인이 되어 열 증상이 발생하는 것이다. 열 증상을 해소하기 위해 땀이 나는 것이다.

---

12 신수부족(腎水不足) : 신정(腎精)이 지나치게 소모되어 일어난다. 임상상 허리가 쑤시고 피로하여 현기증과 귀울림, 유정(遺精)과 조루(早漏)의 증상이 나타나고 입과 목구멍이 건조하며 통증이 있고, 얼굴이 붉어지며 손과 발 및 가슴에 열이 심하거나 혹은 오후에 열이나고 혀가 붉고 설태가 없으며 맥이 가늘고 빠른 등이다. 신음허(腎陰虛)라고도 한다.

그렇다면 신수부족에 의해 땀이 나는 경우는 어떤 처방을 씁니까?

이 때 쓸 수 있는 처방은 고암심신환[13], 당귀육황탕이 있다. 처방 구성을 보면 신체 상태가 보이는 데, 이 처방을 쓰는 조건은 인체에 필요한 자윤인 기반물질이 부족해서 생긴 땀이라는 뜻인데, 이런 경우는 보통 체열이 높고 평소에도 땀이 많은 사람들이 무리하게 일을 해서 생긴 증상이다.

주로 보음제, 보혈제, 청열제로 구성 되어 있다. 이런 사람들이 소화기가 탈이 나면 먹을 수 있는 처방은 청서익기탕[14] 계열이나 황련탕[15]이다.

'조열도한[16]'은 어떤 원리로 발생하는 것입니까?

'조열도한'이라는 것이 밤에 이루어진다고 알고 있지? 왜 그럴까? 어린이들이 밤에 더 심하게 열이 나는 것도 같은 이치다.

조열은 열이 증가하자 열 발산을 시키기 위해 파도열처럼 열을 내게 하는 것이고 어린이가 밤에 땀을 흘리는 도한의 이유는 밤에 체온이 높아져 있기 때문이다.

---

13 (1-036) 고암심신환 : 숙지황 생지황 산약 백복신 각30 당귀 택사 황백 각15 산수유 구기자 구판 우슬 황련 목단피 녹용 각1 생감초 0.5 주사 10

14 (1-013) 청서익기탕 : 창출 1.5 황기 승마 각1 인삼 백출 진피 신곡 택사 각0.5 황백 당귀 건갈 청피 맥문동 감초 각 0.3 오미자 9립

15 (2-144) 황련탕 : 황련 2 인삼1.5 반하 1.2 건강 계피 각1 감초 0.5

16 조열도한(潮熱盜汗) : 조열(潮熱)은 열이 조수와 같이 일정한 시간에 있는 것으로 매일 일정한 시간이 되면 열이 오른다, 조열도한은 밤에잠이 들면 나는 땀이다.

조열도한이나 아이들의 도한이나 모두 체열이 높아져 있어서 열을 해결하려는 인체의 생리현상이네요. 아이들은 왜 이렇게 밤에 열이 많이 날까요?

기본적으로 아이들은 성장기이기 때문에 생명을 유지하는 유지에너지와 동시에 성장에너지가 있어서 다른 연령층보다 에너지가 많은 편이다. 즉 '유지에너지 + 성장에너지'가 된다. 이는 아이들이 열병이 많은 생리적 바탕이 된다.

정상적인 경우에는 소아 역시 에너지는 생성된 만큼 소모되므로 체온은 일정하게 유지된다. 게다가 잠을 자면 자세가 수평이 되기 때문에 혈액도 수평으로 흘러 에너지 소모가 적어 체온이 상대적으로 낮기 쉬우며, 잠잘 때는 모든 감각기능을 정지시키기에 긴장의 요인도 없어서 가장 적은 에너지로 생존케 하는 시간이다.

그럼에도 소아들이 밤에 열이 나거나 도한이 생기는 가장 큰 요인은 에너지가 많은 성장기에 낮에 과도하게 놀면서 형성된 잔여 열이 미쳐 해소되지 않아서 밤에도 열이 나타나거나, 이러한 열 발생기전이 밤에도 작용하여 열 생산을 증폭시킴으로서 체열증가에 따른 한출(汗出) 즉 야간 도한이 나게 된다. 2번째 경우가 더 많다고 본다.

도한을 체열과 에너지 생산 측면으로 설명하니까 이해가 됩니다.

또한 우리 몸을 조절하는 것은 호르몬의 역할이 크다. 부신에서 나오는 호르몬들도 아주 중요한 역할을 하지. 이런 호르몬들이 밤에는 분비량이 적어져서 나타나는 증상들이라고 생각하고 이런 것을 음허(陰虛)[17]하다고 표현이 되었을 것이라고 생각된다.

임상에서는 어떻게 구분할까요?

보통 체질과 체열과 소화력 등으로 구분하겠지. 물론 섞여있는 경우가 많은데 얼마만큼의 비율이냐는 곰곰이 따져 볼만한 것이고. 이렇게 구분하는 이유는 처방의 효율을 높이기 위해서다.

소화기가 약하면 보혈제와 청열제를 잘 쓸 수가 없다. 반면 소화기가 튼튼하거나 식욕이 왕성하면 신허유열에 사용하는 육미지황원[18]같은 보정제를 쓸 수 있다. 경험이 쌓이고 처방을 쓰다 보면 그 경계와 효율을 따져 보고 사물제와 청열제도 자주 쓰게 된다.

임상에서 다한증 환자를 많이 봅니다. 주로 국소 부위에 땀이 많이 나는 환자로 손이나 발에 땀이 많이 난다고 호소하는 경우가 경험상 제일 많았습니다.

---

17 음허(陰虛) : 음액의 부족, 임상 상으로 손발 및 가슴에 열이 나거나 혹은 오후에만 열이 오르는 증상이 있고 대변이 굳으며, 입술이 붉고 입안이 건조하며 설질이 붉고 유연하며, 소면이 누렇고 맥이 가늘며 빠른 등의 증상이 나타난다.

18 (1-040) 육미지황원 숙지황80 산약 산수유 각40 백복령 목단피 택사각 30

다한증이란 말 그대로 땀이 많이 나는 증세인 것이지. 땀이 전신적으로 나타나는 것인지 국소적으로 나타나는 것인지를 먼저 분별해야 할 것이고, 국소적인 것 중에서는 손에 땀이 많이 나서 아주 힘든 이런 경우가 있지.

이런 경우 긴장할 때 더 많은 땀을 내기 때문에 심비를 고려한 귀비탕[19] 등의 처방을 쓰게 되는데, 그런 경우가 종종 있어서 한번쯤 생각해 두어야 해. 몸이 매우 차면서 손에 땀이 많이 나는 경우는 보상성 발열에 의한 것으로 계기가부자탕[20]이나 계지가출부탕 같은 처방도 사용하고 있다.

남성들은 낭습을 많이 호소하기도 합니다.

낭습의 경우도 마찬가지야. 남성들이 고환 밑이 축축해져서 자꾸 가려워 지는 경우가 있는데, 오랫동안 목욕이나 청결하지 못해서 감염이 일어난 경우도 있고, 보통 양기가 떨어져서 낭습이 생긴 경우가 많다. 후자인 경우 보약을 쓰게 되지. 황기(염초)한 것을 대량 사용하는 경우가 있거나 황기육일탕[21] 같은 처방을 사용하기도 한다. 이때 허증과 실증을 구분하는 게 가장 큰 문제다. 오자연종환[22]에 파고지 같은 걸 써서 양기를 올리면

---

19 (1-066) 귀비탕 : 당귀 용안육 산조인 원지 인삼 황기 백출 백복령 각2 목향 0.5 감초 0.3 강 5편 대조 2매

20 (상한론) 계지가부자탕 : 계지 작약 생강 대조 감초 각6g 포부자 2~4g

21 (세의득효방) 황기육일탕 : 감초 1냥 황기 6냥

22 (의학입문) 오자연종환 : 구기자 9냥 복분자 5냥 오미자 1냥 차전자 3냥 토사자 7냥

대부분은 소실되는 걸 볼 수 있다.

소음인 같은 경우는 낭습을 호소하는 경우는 거의 못 보았고, 주로 태음인 계열의 튼튼했던 사람들이 추위를 타게 되면서 양허[23]해지면 그렇게 되는 경우가 많다는 것을 경험했다.

실증 증상들은 대부분 피부과나 비뇨기과로 가서 항생제를 맞고 치료를 받는 것 같다. 용담사간탕[24]과 같은 실증처방이 사용되기도 하고 고삼과 같은 약재를 달여서 바르기도 한다.

허증의 낭습에는 보약으로 양기를 끌어 올리고, 실증의 낭습에는 청열해독제를 쓰면 되는군요. 신체 상태를 보지 않고 증상만으로 약을 썼다간 큰일 날 것 같습니다.

그렇지. 허증의 낭습은 나이의 영향도 있다. 일단 낭습이 생기면 정력도 많이 떨어지는 경향이 있고, 양기라는 것이 혈액순환과도 밀접한 관계가 있으니, 잘 분별하여 약을 써야 한다.

소아 도한에서 시작한 이야기가 땀 전반으로 확대되었습니다. 다시 소아로 돌아와서 소아의 다른 특징들에 대해서 말씀해 주세요.

---

23 양허(陽虛) : 양기(陽氣)의 부족, 임상상으로 얼굴이 창백하고 손발이 차며 땀을 쉽게 흘리고 대변이 묽으며, 입술색이 옅고 입안이 텁텁하여 맛을 느끼지 못하며, 설질이 옅고 흰 설태가 끼며 맥이 허약한 등의 증상이 나타난다.

24 (3-137) 용담사간탕 : 용담 시호 택사 각1 목통 차전자 적복령 생지황 당귀 치자 황금 감초 각0.5

아이들은 분주하다. 이것은 아이들의 기본적 경향이다. 요즘은 아이의 수가 적어서 부모가 오냐오냐 키워서 더 그런 듯하다.

그런데 보통 이상으로 뛰어다니고 한시도 가만히 있지 않는 아이들은 문제가 된다. 보통 병원에 가면 약을 먹여서 안정시키려고 하는데 그런 치료 받으면 안 된다.

과잉행동증후군(ADHD)이라고 처리하지만 이런 경우 아이를 잘 살펴 처리해야 한다. 과잉행동증후군(ADHD)의 경우엔 뇌하수체의 체열조절중추 장애로 인한 것으로 보고 주로 백호탕[25] 계열의 처방을 쓰면 잘 듣는다.

[25] 백호탕 : 석고 지모 황련 황금 생지황 치자 천화북 서각 죽엽 각 0.5 죽엽 10입

문답 3 성장통

아이들의 또 다른 특징 중에 하나가 무릎과 배가 아프다는 소리를 자주합니다.

갑자기 아이들이 성장하여 관절부위의 근육들이 긴장되거나 당겨져서 생기는 통증을 일으키는 경우다. 즉 성장통이라고 할 수 있다. 이때는 소건중탕(계지, 작약, 교이가 기본)을 사용하면 된다.

성장성 복통의 경우엔 배를 만져봐서 얇은 복직근이 있나 살피게 되는데 대부분은 소건중탕을 사용하게 되고 이걸 먹으면 식욕이 왕성하게 되는데, 성장성 각슬통[1]이나 복통도 낫는다. 그러나 활동량이 많고 체열이 높으면 육미지황원을 사용하기도 한다.

[1] 각슬통 : 다리와 무릎이 아픈 증상

문답 4 코피

코피를 자주 흘리는 아이들이 있습니다. 저의 경우만 하더라도 중학교 때까지 코피를 심하게 흘렸었거든요. 성인이 된 이후로는 거의 코피를 흘리지 않는데, 환자들 중에도 이런 아이들이 많이 있습니다. 아이들에게 어떤 처방을 써야 할까요?

육혈[1]의 기본 처방들은 서각지황탕[2], 박하전원[3], 승마갈근탕[4] 등이 있는데, 이 처방들은 청열시키는 작용을 하여 코의 충혈을 막거나 없애준다. 육혈은 어린이에게 흔히 발생하며 심하지 않는 경우가 많은데, 날씨가 건조할 때 코를 둘러싼 점막들이 건조하게 되고 손상되면서 출혈을 일으키기도 한다. 코를 후비거나 충격으로 인해 코 주위가 상처를 받아서 나타나기도 한다.

가장 흔한 경우가 아이들의 허증으로 인해 생긴 육혈인데, 코 속의 비중격 부위에서 잘 터지는데 전신허약으로 인한 혈관의 연약과 관련이 깊다. 이때는 대부분 서각지황탕이나 박하전원, 소건중탕을 사용하게 된다.

---

[1] 육혈 : 코피

[2] (3-060) 서각지황탕 : 생지황 3 적작약 2 서각 목단피 각 1

[3] (3-126) 박하전원 : 박하 1근 길경 5냥 감초 4냥 방풍 천국 각 3냥 사인 5

[4] (상한론) 갈근탕 : 갈근 4냥 마황 3냥 계지 2냥 생강 3냥 자감초 2냥 작약 2냥 대조 12매

일반 어른의 경우는 코피가 주증상 일 때는 대부분 방사과다[5]로 허로증상이 동반되는 경우가 많은 데, 이때는 서각지황탕+승마갈근탕이나 쌍화탕[6]을 많이 사용한다.

---

[5] 방사과다 : 방로(房勞), 성생활이 과도하여 신정(腎精)이 손상됨

[6] (1-031) 쌍화탕 : 백작약 2,5 숙지황 황기 당귀 천궁 각 1 계피감초 0.75 강 3편 대조 2매

문답 5

열

요즘은 아이들이 열 날 때 1차적으로 양방 해열제를 씁니다. 아세트아미노펜이나 이부프로펜 계열의 해열제를 쓰는데요. 잘 듣는 경우도 있으나 잘 듣지 않아 밤늦게 오는 경우가 있습니다. 이럴 때는 참 난감합니다.

원인에 따라 대처하는 방법이 다르겠지만, 평소에 잘 먹고 놀던 아이들이 감기에 걸리거나 체하면 열이 나게 되어 있다.

기본적으로 소화기가 약한 아이들이 잔병치레가 많은 법이지. 짜증이 많고, 콧물 흘리고, 열이 나고 손발이 차가워지는 경우가 체한 경우다. 따주고 몸을 따뜻하게 해주면 된다.

아이들은 감기에 걸렸을 때 가장 열이 많이 나는 것 같습니다. 그럴 경우는 어떤 처방이 좋을까요?

감기에 걸렸을 때는 땀의 유무와 맥을 봐서 상황을 판단한다. 땀을 내는 것이 가장 쉬운 해열 방법이다. 땀이 많이 나고 힘없이 축 처지는 경우도 많은데 이럴 때는 내상외감[1]에 사용하는

[1] 내상외감(內傷外感) : 내상으로 인해 외감이 생긴 경우, 주로 소화기 문제로 시작해서 감기증세로 나아가거나 동시에 온다.

곽향정기산[2]이나 불환금정기산[3]을 쓰면 된다. 약력이 세지 않지만 아이들에게 잘 듣는다. 콧물이 나거나 하면 감기이니 한방감기약을 먹이면 된다.

아이들의 병은 고열을 동반하는 경우가 많기에 주의를 요한다. 초기에 치료를 잘해주면 병이 크게 나는 경우는 별로 없는데 방치하면 중이염에, 편도선염에, 폐렴에, 장염에 이런저런 염증성 질환으로 진행되거나 점차 심해지지. 실증으로 돌아서면 방풍통성산[4]이나 시호제가 포함되어있는 처방들로 치료하면 된다. 경험이 필요한 부분이기도 하지만 약을 얼마 쓰지 않고도 효과를 볼 수 있어서 보람도 있다.

변이 안 나와서 열이 나는 경우도 있습니다.

그럴 경우는 좌약 같은 걸로 빼주어도 좋고 우황청심원을 쓰거나 작감탕에 지실을 넣어 써주는 경우도 있다.

아주 심한 경우엔 대황도 넣어주고 상황을 잘 관찰해야 한다. 그러고 혹시 장염이나 여러 가지 상황들이 병을 만드니 응급처치를 해도 별로 반응이 없으면 응급실로 가야겠지.

---

[2] (2-014) 곽향정기산 : 곽향6 소엽4 백지2 대복피2 백복령2 후박2 백출2 진피2 반하2 길경2 감초2

[3] (2-015) 불환금정기산 : 창출 2 후박 진피 곽향 반하 감초 1 강3편 대조 2매

[4] (3-004)방풍통성산 : 활석6 감초5 활석3 황금3 길경3 방풍2 천궁2 당귀2 적작약2 대황2 마황2 박하2 연교2 망초2 형개1 백출1 치자1

우황청심원

선생님의 치험례를 보면 우황청심원을 열이 나는 소아에게 많이 쓰셨어요. 해열의 목적으로 쓰신 것도 있고 다른 목적으로 쓰신 것도 많이 있더라구요.

우황청심원은 소아질환에 아주 잘 듣는다. 우황청심원만 있으면 소아질환의 80%를 해결할 수 있을 정도다.

소아는 성장열을 내재하고 있어서 기본적으로 체열이 높다. 따라서 장애가 발생하면 이를 해결하기 위해서 열을 일으키는 경우가 많지.

감기에 걸렸을 때도 그렇고 놀라거나 소화불량이 생겼을 때도 그렇다. 이런 이차적인 발열 때문에 경기(驚氣)[5]나 야제(夜啼)[6]를 일으키기도 한다. 우황청심원에는 해열작용과 안심작용이 있어서 이러한 소아발열과 발열로 인한 여러 장애를 치료하는 데 좋은 처방이다. 또한 소아는 소화기를 비롯하여 모든 조직이 미숙한 상태이기 때문에 소화 장애가 발생했을 때 토사나 발열을 일으키는 경우가 많은데, 이 경우 우황청심원은 정장작용과 해열작용이 있어서 토사와 발열을 치료할 수 있다.

---

[5] 경기(驚氣) : 경풍(驚風)과 같은 뜻으로 쓰인다. 갑자기 의식을 경련이 이는 병증

[6] 야제(夜啼) : 어린아이가 밤에 울음을 그치지 않는 병증이다. 원인은 주로 비한(脾寒)과 심열(心熱)이다. 비한으로 인한 경우는 얼굴이 창백하고 손과 복부가 차며 젖을 먹기 싫어하고 배가 아프고 허리를 구부리면서 운다, 심열에 기인한 경우는 얼굴이 붉어지고 손과 복부가 따뜻하며, 뜨거운 입김이 나고 가슴이 답답하며 등불을 보기 싫어하고 고개를 치켜들고 운다.

선생님이 소아에게 우황청심원을 쓰는 기준은 어떻게 됩니까?

나는

① 원인 불명의 발열

② 경기, 놀라는 증상

③ 복통, 설사

④ 놀라서 눈이 돌아가는 증상

⑤ 뻣뻣해지고 경련이 일어날 때

⑥ 갑자기 넘어져서 놀랄 때

⑦ 위협을 받아 놀랐을 때

⑧ 자다가 일어나서 울 때 우황청심원을 쓴다.

임상에서, 우황청심원은 환자가 달라고 해서 주는 경우가 대부분입니다. 어르신들의 경우, 피곤하거나 감기 기운이 있거나 뒷골이 당기면 마치 만병통치약처럼 우황청심원을 찾는 경우가 많습니다. 선생님은 어른들에게는 어떤 기준으로 처방을 하십니까?

어른들에게는

① 긴장했을 때, 놀랐을 때, 가슴이 뛸 때

② 뒷골이 당기거나 띵할 때

③ 가슴이 답답할 때

④ 음주 후유증 해소나 숙취제거, 음주 후 설사 등에 사용한다.

우황청심원은 많은 약재로 이루어진 대방입니다. 그래서 약의 구성을 보고 그 쓰임을 추측하기가 쉽지 않습니다.

그렇지 쉽지는 않지. 그럼에도 그 쓰임을 유추해 보면

첫째: 우황청심원은 자율신경 계통을 적절하게 조절해 주기 때문에 상황과 상태에 따라서 인체의 기능을 항진시킬 때도 있고 저하시킬 때도 있다. 내가 우황청심원을 먹어 보았을 때 오히려 심장박동이 빨라지는 등 생리기전이 항진될 때도 있었고, 갑자기 놀라 매우 긴장될 경우 우황청심원을 복용하여 긴장을 해소하기도 하였다.

둘째: 각성효과가 뛰어나므로 기절을 했거나 의식불명 상태, 쇼크로 인한 심장마비 등에 신속한 효과가 있다.

셋째: 소도 · 정장효과가 뛰어나므로 설사나 일시적인 소화 장애로 인한 정신장애, 의식불명, 전신장애에도 좋다.

Lecture 우황청심원

우리 아이는
열이 나면 경기를 해

우리 애는 낮에
놀랐는지 밤에
자다 일어나 울어

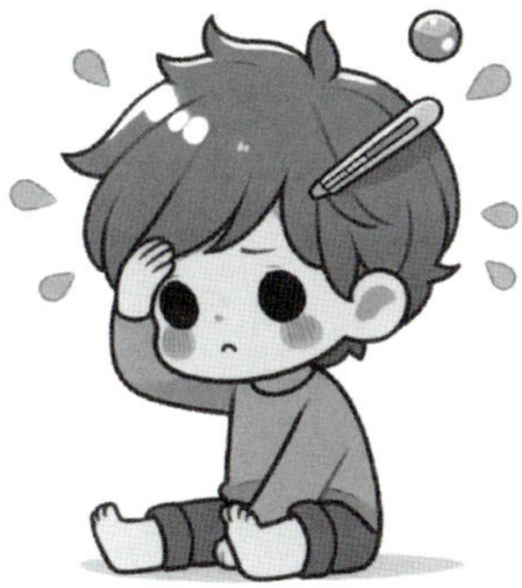

우린 애는 열이 나면
자주 경련으로
몸이 뻣뻣해져

Lecture 中統7 寶우황청심원

산약七錢 감초(炒)五錢 인삼 포항(炒) 신곡(炒)各二錢半 서작二錢 대두황권(炒) 관계 아교(炒)各一錢七分半 백작약 맥문동 황금 당귀 방풍 주사(水飛) 백출各一錢半 시호 길경 행인 백복령 천궁各一錢二分半 우황一錢二分 영양각 사향 용뇌各一錢 석웅황八分 白蘞 건강(炮)各七分半 금박一百二十片內四十片爲衣 대조二十枚蒸取肉研膏

우황청심원은

1) 구급약(救急藥)으로 많이 활용되며, 졸중풍(卒中風), 의식불명(意識不明), 정충(怔忡), 상기(上氣), 항강(項强), 흉비(胸痞), 경기(驚氣), 불면(不眠), 설사(泄瀉) 등에 쓴다. 우황청심원은 대단히 신묘한 약이며 속효(速效)가 있어 선인들이 어떻게 이러한 약을 만들었을까 하는 감탄을 자아내게 한다. 물론 졸도나 의식불명 등 모든 구급에 우황청심원을 사용한다고 치료되는 것은 아니지만, 특별한 원인 없이 구급이 발생할 때 일반적으로 대단히 효과가 좋다.

2) 효능은 크게 보아서 ① 안심작용(安心作用) ② 각성작용(覺性作用) ③ 소도작용(消導作用) ④ 해열작용(解熱作用) 등이다. 특히 소아의 질병에 있어서 열명 중에 여덟 명은 우황청심원만 써도 잘 듣는다. 그래서 우황청심원만 있으면 소아 질환의 80%는 해결할 수 있을 정도이다.

- 새로보는 방약합편 이종대 저 -

치험례

- 단샘 이종대 -

유아경계, 식체, 구토
깜짝깜짝 잘 놀라고 놀라서 울어
김 ○○ 남 4개월 태음인

▶ 내원

한 여성이 4개월 된 순해 보이는 남자 젖먹이를 안고 왔다. 잘 놀라고 감기에도 걸린 듯하니 약을 좀 지어 달라고 하였다. 자세히 물어보니

▶ 주증상

❶ 2주 전 감기에 걸린 뒤부터 깜짝깜짝 잘 놀라고 놀라서 운다.
❷ 체했는지 놀란 후 그간 잘 먹던 젖을 잘 먹지 않는다.
❸ 오늘은 젖을 토했다.
❹ 2일 전부터 고환이 위로 올라온다.
❺ 코가 막혀 있다.

▶ 변증

우선 4개월 된 유아이며 허약하고 순해 보이는 태음인이라, 선천적으로 심장이 약하기 쉬운 체질이므로 다른 체질의 아이보다 잘 놀랄 수 있는 경향이 있다고 보았다.

▶ **처방 구상**

유아들은 성장기에 흔히 잘 놀라거나 또는 소화기 장애가 오거나 감기 등 발열이 있을 수 있는데 이러한 증상들 사이에는 밀접한 연관성이 있다.

따라서 잘 놀라는 것과 식체, 구토를 동시에 치료할 수 있는 여러 처방을 검토해 보았다.

우선 먹이기가 쉽고 속효가 있으며 동시에 위의 여러 증세를 동시에 치유해 줄 수 있는 처방을 검토해 보았다. 기응환, 포룡환, 우황포룡환, 소아청심원, 우황청심원 중에 그간의 경험으로 보아 가장 효과가 좋으면서도 광범위한 효능을 가진 우황청심원을 쓰기로 하였다.

▶ **투약 1**

4개월 된 유아의 경계와 식체, 구토를 목표로 우황청심원을 3일분으로 2알을 주면서 1알을 6등분하여 공복에 1일 1등분씩 4회 나누어 먹이라고 하였다. 또 도중에 증세가 사라지면 나머지는 두었다가 다음에 비슷한 증세가 있을 때에 응급용으로 쓰라고 하였다.

▶ **경과 1**

다음날 이 부인의 이웃에 살고 있는 부인이 4개월 된 아이를 데리고 왔다. 어제 자기 옆집 아이가 아팠는데 여기서 우황청심원을 사서 먹이고 나았다며 자기 아이도 식체와 감기가 겸해 있는데 진맥을 좀 해달라고 한다.

그래서 시간이 지나면 엄마라 하더라도 잊어버리기 때문에 좀

그렇지. 불면증에 사용하는 경우 평소에 정충, 경계(驚悸)[6], 오심(惡心)[7] 등의 증상이 있었던 경우에 사용할 수 있고, 허번불면(虛煩不眠)[8]에 사용한다고 한 것처럼 약간의 허열이 있으면서 잠이 오지 않을 때 적합하다.

정충은 심기능이 약해져 있는 상태이므로 그만큼 심장이 많이 뛰어야하기 때문에 발생되는 증상이다. 물론 담음이 있을 때만 정충이 나타나는 것이 아니므로 참고증상을 함께 고려해야 한다.

---

[6] 경계(驚悸) : 심계(心悸)의 한 현상이다. 심계는 가슴이 두근거리고 불안을 느끼는 병증이다. 일반적으로 대개는 발작성으로 나타나며 언제나 과도한 피로나 정신적 요인으로 인해 나타난다. 경계는 놀라거나 화를 심하게 내서 생기는 경우를 말한다.

[7] 오심(惡心) : 구역질이 나면서도 토하지 못하고 맑은 침이나 신물이 올라오는 증상

[8] 허번불면(虛煩不眠) : 번(煩)은 가슴이 불안하고 열이 나는 것을 말한다. 허번(虛煩)은 열성병의 후기 혹은 외감병의 과정에서 땀을 내고 설사하고 토한 후에도 여전히 열이 없어지지 않고, 가슴이 답답하며 불안하고 잠을 이루지 못하는 것은 허화(虛火)가 내부를 혼란시켰기 때문이다.

Lecture 온담탕

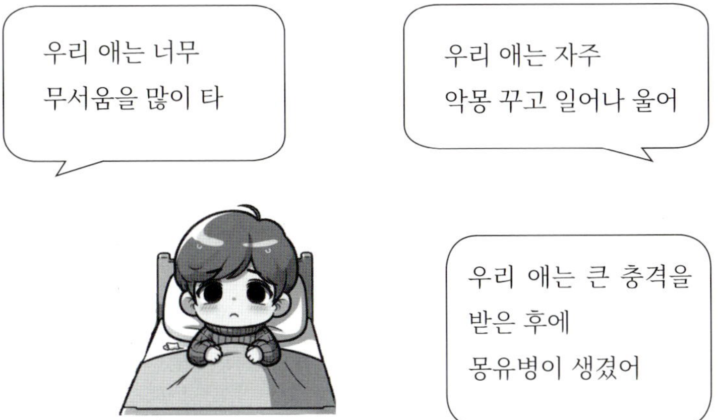
우리 애는 너무 무서움을 많이 타
우리 애는 자주 악몽 꾸고 일어나 울어
우리 애는 큰 충격을 받은 후에 몽유병이 생겼어

치험례

- 단샘 이종대 -

몽유, 야제, 허겁, 정충
교통사고 이후 발생한 몽유병
황 ○○ 남 7세
용모
본 한약방 직원의 조카로서 7세의 태음인 남자아이다.

▶ **주 증상**

8개월 전 교통사고가 난 이후로

❶ 자다가 일어나 왔다갔다 돌아다닌다.

❷ 무섭다며 운다.

❸ 두 시간 정도 자다가 일어나 무섭다고 한다.

❹ 무서워하며 땀을 뻘뻘 흘리는데 1분 정도 지속된다.

❺ 그때 가슴에 손을 대보면 가슴이 꽝꽝 뛴다.

❻ 1 주일에 1번 정도 발생한다.

❼ 다음날 전혀 기억을 못한다.

▶ **참고**

❽ 교통사고 이후 병원에 입원해 있을 때는 매우 심하여 1시간 정도를 계속 무섭다고 울었다.

❾ 퇴원 후 좀 낫다가 2달 전부터 다시 심해졌다.

▶ 변증

이 아이는 평소 심장이 약하기 쉬운 태음인 체질이며 교통사고의 충격으로 심담이 허겁해졌다고 볼 수 있다. 특히 사고의 충격으로 심장의 수축에 따른 이완으로 습담이 울체되고 심장이 급격하게 허약해져서 심허의 증상 중 하나인 잘 때 일어나서 무섭다고 하며 돌아다니고 가슴 두근거리는 증상 등이 발생된다고 생각하였다.

▶ 치법

충격으로 인해 심장 주위에 울체된 습담을 제거함으로써 심장의 기능을 향상시키면서 안정시키면 위의 몽유병과 같은 증세가 없어질 것으로 보았다.

▶ 처방 구성

이 아이가 겁심이 있기 쉬운 태음인이므로 아직 어리긴 하지만 습담이 울체되기 쉬운 체질요건을 감안하여 불면증, 신경쇠약, 정신불안, 심계항진, 노이로제 등에 흔히 쓰는 거담 · 청열제인 온담탕을 검토해 보니, 치증에 심담이 허겁하여 몽매부상하고 허번으로 인한 불면을 다스린다고 되어 있으므로 이 어린이의 증세에 부합된다고 생각하였다.

▶ 투약 1

태음인 남아의 교통사고 이후 발생한 야제와 몽유병을 치료하기 위해 온담탕 1.5배량으로 10일분 20첩을 투약하였다.

▶ **경과 1**

14일 뒤에 왔는데 몽유병 증세가 조금 덜하다고 한다.

▶ **투약 2**

같은 처방인 온담탕 1.5배량으로 10일분 20첩을 투약하였다.

▶ **경과 2**

16일 뒤에 다시 약을 지어 달라고 하기에 상세히 물어보니, 약을 복용한 처음 3일간은 연속해서 자다가 무섭다고 울고 돌아다니며 땀을 뻘뻘 흘리고 가슴이 쿵쾅거리는 몽유병 증세가 여전했으나, 3일 뒤에는 무섭다고만 하더니 그 뒤부터는 전혀 이상이 없었다고 한다.

따라서 가슴이 쾅쾅 뛰는 증세도 없고 몽유, 야제, 정충 등의 증세가 완전히 소실되었다고 하였다.

▶ **투약 3**

완전히 치유되었으나 원래 심담이 허겁하기 쉬운 태음인이라는 점을 감안하여 같은 처방인 온담탕 1.5배량으로 10일분 20첩을 투약하였다.

▶ **투약내역**

방약합편 중통94 온담탕 1.5배량

반하 진피 백복령 지실3 죽여1.5 감초0.75돈 생강7편 대조3매

- 1회 10일분 20첩 14일 뒤 확인. 복용 후 몽유증세 경감.
- 2회 10일분 20첩 16일 뒤 확인. 복용 후 몽유 야제 정충 소실.
- 3회 10일분 20첩 미확인.

문답 7 소아야뇨

육미지황원

선생님은 소아야뇨[1] 증상에 어떤 처방을 활용하십니까?

소아야뇨 치료에 쓸 때는 육미지황원 본방만 쓴다. 오약이나 익지인, 축천환[2], 상표초 등 다른 것 넣지 않고. 다른 것을 넣어서 효과가 오히려 감소하는 경우가 있다.

사상방에서는 육미의 산약 대신 구기자를 넣는다. 숙지황이 하초로 내려가 신장을 보하기만 하면 되는데, 산약은 태음인 약이라 도리어 약간 상승하는 성질이 있어 신장으로 가다 말게 되니 치료가 안 되겠지.

육미지황원을 쓰시는 처방기준에 대해서 알고 싶습니다.

육미지황원은 신수부족(腎水不足)을 치료하는 처방이다. 여기에서 신수(腎水)는 콩팥이 아니라 생명력의 근원인

① 생명유지기능

[1] 야뇨(夜尿): 밤에 자다가 오줌을 싸는 증상

[2] (2-103) 축천환 : 오약 익지인 각등분

② 번식기능

③ 체액의 조절 배설 기능(kidney)

④ 호르몬의 조절기능 등을 포괄하는 것으로

인체를 유지 보전하는 근원적인 생명력의 바탕을 말하는 것이다.

육미지황원을 쓰기에 적합한 신체 상태는 약간의 열성상태이며, 성장열이 내재되어 있으면서, 점액성 자윤이 부족할 때다. 즉 소화력이 중이상인 경우에 적합하다. 소화력이 약한 사람의 경우 소화불량이 생기거나 몸이 곤권해지는 경우도 있다. 예전에는 소아보약으로 비화음 같은 처방은 쓰지 않았고 어린이 보약으로 육미지황원과 사물탕을 많이 썼다.

정리하면, 육미지황원에 적합한 신체 상태로는 소화력이 왕성하고 열성을 띠는 신체 상태이며, 흔히 쓰는 적합증상으로는 육혈(衄血), 허약, 결핵(結核), 오줌소태, 요실금(尿失禁) 등이다.

지금도 육미지황원을 소아 보약으로 많이 활용하십니까?

많이 쓰지. 번잡하여 잠시도 가만히 있지 않는 아이나 밥을 잘 먹고 활동량이 많아 정신없이 뛰노는 아이들의 보약으로 쓴다. 또 어린아이가 코피를 흘리거나 밤에 오줌을 싸거나 식욕이 없을 때도 쓴다. 요즘에는 소아보약으로 제일 허약하고 밥을 먹지 않으면 비화음, 중간 정도이면 소건중탕을 쓰고, 튼튼하고 소화력이 좋으면 육미지황원을 쓴다.

저는 어렸을 때 보약으로 개소주나 흑염소를 먹었습니다. 그런데 먹을 때 마다 설사를 했던 기억이 있습니다.

민간에서는 보약으로 개소주에 한약을 넣었는데, 이는 주로 십전대보탕, 사물탕, 육미지황원 등 기초적인 처방이 많이 알려졌기에 그 처방들을 넣었던 것이다. 그러나 소화력이 약하거나 체열이 낮은 사람에게는 소화불량을 일으키고 설사를 유발하므로 유의해야 한다.

육미지황원은 6개의 약재로 이루어진 처방입니다. 각 약재의 역할을 말씀해주세요.

육미는 숙지황, 산약, 산수유, 백복령, 택사, 목단피로 이루어져 있다. 숙지황, 산약, 산수유로 보정(補精)[3]하고 백복령, 택사가 이뇨하며 목단피가 청열한다.

체내의 열로 인해 수분대사의 장애가 발생하고 자윤이 결핍되었을 때, 자윤청열(滋潤淸熱)[4]하는 처방이다. 육미지황원의 군약이 맛이 단 숙지황임에도 약 맛이 시게 느껴지는 것은 산수유 때문으로 산수유는 충혈되고 열성으로 이완된 조직을 수렴시키는 작용을 한다.

즉 하초의 점막조직이 이완된 것을 수렴시킨다. 따라서 육미

---

[3] 보정(補精) ; 정혈(精血)을 보(補)한다는 뜻

[4] 자윤청열(滋潤淸熱) : 자윤(滋潤)은 촉촉하게 하다라는 뜻으로, 인체에 음액을 공급하여 열을 식히는 것을 자윤청열이라고 한다.

지황원은 산수유로 방광괄약근이나 요도괄약근의 이완을 수렴시키면서 숙지황, 산약이 자윤을 공급하므로 주요 작용부위는 하초(下焦)이다.

육미지황원은 가감에 따른 활용이 굉장히 다양한 것으로 알고 있습니다.

그렇지. 육미지황원을 기본으로 하는 처방들이 많다. 육미지황원에 오미자를 더하면 신기환이 된다. 신기환은 소화력이 왕성한 사람이 연로(年老)하여 호흡기 점막에 자윤이 부족하고 과민해져 있을 때 쓰고, 주로 밤에 기침을 하고 신기부족(腎氣不足)으로 기침할 때에 사용한다.

신기환의 처방기준은 어떻게 됩니까?

나는

❶ 소화력이 왕성한 사람으로서

❷ 연로하여 체내의 점액결핍 즉 자윤(滋潤)의 부족으로 오는 노인성 기침과

❸ 특히 노인성 밤 기침이 많은 소양인에게 쓴다. 그러나 음성체질에는 이런 증세가 많지 않으며 이런 증세가 있더라도 신기환이 잘 듣지 않는 경우가 많다. 혹 이때 소양인으로 다른 증상은 같으나 신체부위가 차거나 추위를 타는 증세

가 있으면 육계와 부자가 더해진 팔미원에 오미자를 더하여 쓰면 좋다.

육미지황원과 팔미원을 조금 더 비교를 해주세요.

육미는 점액성 자윤이 부족한 사람에게 적합한 반면, 팔미원은 육미에 부자, 육계가 더해진 처방으로 자윤, 보정, 수렴, 청열, 온리제 등으로 구성되어 있어 육미의 증상에 하복부와 하지쪽을 중심으로 허랭의 증상이 추가되어 신쇠양허(腎衰陽虛)[5] 증상이 기본적으로 깔려 있는 사람에게 적합하다.

육미와 팔미가 같은 자윤의 부족을 나타나고 있지만, 육미의 경우 열성을 띠고 있는 반면에, 팔미는 허랭한 신체 상태를 나타내고 있다.

팔미원은 자윤제와 온열제로 구성되어 온열을 통하여 자윤성분이 잘 전달될 수 있도록 하는 점이 육미원과 차이가 있으며, 두 처방 모두 점액성 약재를 포함하고 있어 소화력은 중 이상이어야 한다. 팔미원은 체액의 점액성분의 결핍과 허랭이 겸해 있어 나타나는 배뇨장애(排尿障碍)와 요통(腰痛), 탈항(脫肛) 등의 증상에 사용할 수 있다. 그리고 팔미원보다 증상이 심한 경우는 증익귀룡환[6]을 쓸 수 있다.

---

[5] 신쇠양허(腎衰陽虛) : 신양허쇠(腎陽虛衰): 신양이 몹시 허해진 것, 일반적으로 신양이 허해지면 우울해 하고 움직이면 숨이 차며 허리와 무릎이 시큰거리며 시리고 새벽에 설사하며 밤에 소변을 자주 누는 증상이 나타난다.

[6] (1-041) 증익귀룡환 : 숙지황 녹용 오미자 대당귀 각4냥 산약 산수유 대부자 우슬 관계 각2냥 백복령 목단피 택사 각1냥

방약합편에서는 고진음자[7], 고암심신환[8], 구원심신환[9], 연령고본단, 부익지황환[10], 청리자감탕[11] 등에서 응용하고 있다. 당뇨병에 육미(추위타면 팔미) + 생맥산[12] = 생맥팔미원 해서 임상에 좋은 결과를 본다.

---

7 (1-034) 고진음자 : 숙지황 1.5 산약 인삼 당귀 황기 황백 각1 진피 백복령 두충 감초 0.75 백출 택사 산수유 파고지 0.5

8 (1-036) 고암심신환 : 숙지황 생건지황 산약 백복령 각 3냥 당귀 택사 황백각 1.5냥 산수유 구기자 구판 우슬 황련 목단피 녹용 각 1냥 생감초 5 주사 1냥

9 (1-036) 구원심신환 : 토사자 3냥 우슬 숙지황 육종용 녹용 부자 인삼 원지 백복신 황기 산약 당귀 용골 오미자 각 1냥

10 (1-103) 부익지황환 : 숙지황 8냥 향부자 5냥 산약 산수유 익모초 당귀 각4냥 백복령 목단피 단삼 각3냥 택사 오수유 육계 각2냥

11 (1-080) 청리자감탕 : 숙지황 생건지황 천문동 맥문동 당귀 백작약 산수유 산약 백복령 백출 각0.7 목단피 택사 황백 지모 감초 각0.5

12 생맥산

Lecture 육미지황원

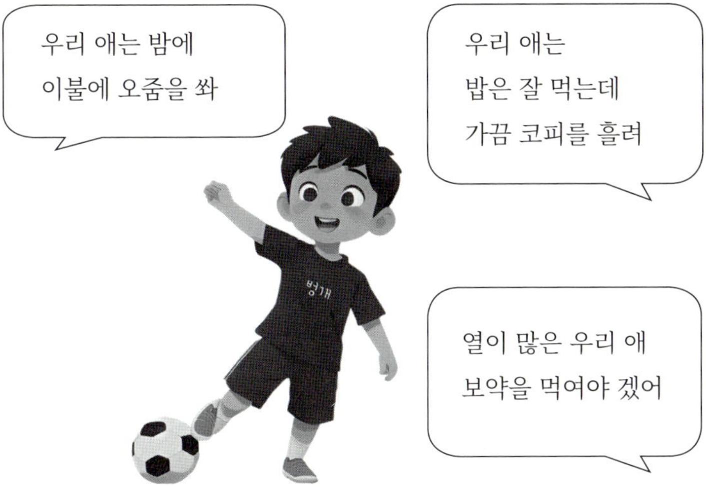
우리 애는 밤에
이불에 오줌을 싸
우리 애는
밥은 잘 먹는데
가끔 코피를 흘려
열이 많은 우리 애
보약을 먹여야 겠어

Lecture 上統 40 寶육미지황원(六味地黃元)

숙지황320 산약160 산수유160 백복령120 목단피120 택사120

육미지황원은
신수부족(腎水不足)을 치료하는 처방이다. 여기에서 말하는 신수(腎水)는 콩팥을 뜻하는 것이 아니라 생명력의 근원인
① 생명유지기능 ② 번식기능 ③ 체액의 조절·배설기능(kidney)
④ 호르몬의 조절기능 등을 포괄하는 것으로 인체를 유지·보전하는 근원적인 생명력의 바탕을 의미한다.

- 새로보는 방약합편 이종대 저 -

Lecture 육미지황원의 활용례

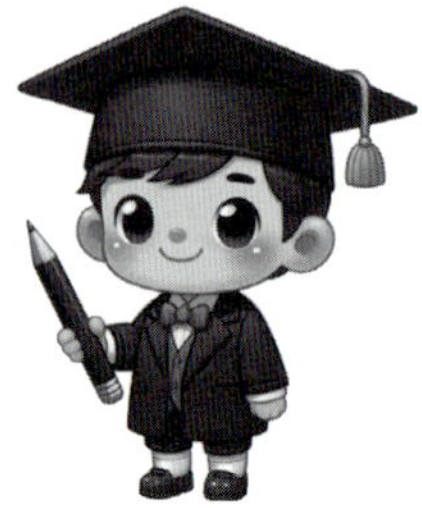

1) 여 75세 (신기환) : 성격이 급하고 몸이 마른 편이며 평소 건강한 할머니, 밤 기침(야수)
2) 남 40세 소양인 (생맥육미원) : 간성당뇨에
3) 남 70세 소양인 : 노인 빈뇨, 소변실금
4) 남 6세 손발이 따뜻하고 피부가 건조한 소음성 소양인 : 식욕부진, 육혈빈번
5) 남 4세 입술이 선홍빛을 띤 소음성 소양인 : 상복부 복통 빈발, 식욕부진, 도한
6) 남 38세 소음인 (팔미원 산제로) : 관절통 피부소양, 피로, 소변황
7) 남 60세 : 요추를 둘러싸고 있는 근육의 약화를 신허라 보고 가두충, 구기자, 속단, 파고지
8) 남 4세 태음인 : 성장통, 아토피, 족 번열, 복직근 연급 合 소건중탕
9) 남 2세 태음인 : 소아경기, 야뇨

문답 8 어린이 소화기 보약

어린이 환자들 중에 상당수가 밥을 안 먹는다고 데려오는 경우입니다.

그렇지. 밥을 잘 먹게 해달라고 오는 경우가 대부분이지. 아이들은 소화기가 아직 다 성장하지 않아서 여러 가지로 위약증상이 많아서 토하거나 복통을 호소하는 경우가 많다. 소화기가 허약해서 생긴 증세는 대부분 소건중탕, 비화음, 전씨이공산[1], 삼출건비탕[2]으로 사용하는 경우가 많다.

그럼 소아 보약은 주로 소화기 보약을 쓰십니까?

그거야 상태에 따라 다르지만 밥을 잘 안 먹는 아이들은 소화기 보약을 기본으로 생각하지. 소아보약은 대체적으로 소아의 상태에 따라 크게 대별되는 경향이 있다. 50%정도는 소건중탕증에 걸리지만 대략 체열이 높은 아이와 체열인 낮은 아이로 대별해서 처방을 해야 할 경우가 많다.

아이들은 보통 생리적으로 대사가 빠르고 성장열이 내재되어

---

[1] (1-019) 전씨이공산 : 백출 백복령 인삼 귤피 목향 감초 각1 강3 대조 2매

[2] (1-021) 삼출건비탕 : 인삼 백출 백복령 후박 진피 산사육 각1 지실 백작약 각0.8 사인 신곡 맥아 감초 각0.5 강3편 대조2매

있어서 땀이 많고, 배 아프다는 소리를 많이 하고 비염이나 코막힘, 육혈, 자다가 헛소리, 다리아픔 그리고 아토피 질환을 겸한 경우가 많은데 아토피나 비염만을 보고 약을 쓰면 오히려 나아지지 못하는 경향이 많아서 이럴 땐 전체적인 관점에서 보아야한다.

소건중탕만으로도 비염이나 아토피가 호전되는 경우를 종종 본다. 나중에 환자 보호자가 와서 그때 그 약(소건중탕)을 먹고 아토피가 안 나타났다고 하는 분이 의외로 많다. 비염도 마찬가지이고 허증이 있는 경우는 반드시 허증의 증세를 치료하고 나서 증상치료를 해야 효과를 본다.

아이들 보약을 정리하면, 소건중탕을 쓰거나 비화음, 육미, 곽향정기산을 쓴다. 밥 안 먹는다고 오면 소건중탕, 비화음을 주로 쓴다. 밥 잘 먹고 소화도 잘되고 열이 있으면 육미+녹용하여 쓴다. 소아가 (혹은 어른일지라도) 설사하거나 식후즉변[3]하면 전씨백출산[4]을 쓴다. 정도가 심하면 육두구 산약 백두구 1돈을 가하여 쓴다. 식욕부진 어린이에게 중에서 변비가 있는 아이는 삼출건비탕을 사용하기도 한다.

[3] 식후즉변(食後卽便) : 식사 후 바로 변을 보는 증상

[4] (1-120) 전씨백출산 : 건갈 2 인삼 백출 백복령 목향 곽향 감초 각1

소건중탕

선생님 치험례 중에 어린이 소화기 처방은 소건중탕이 가장 많은 것 같습니다. 소건중탕의 어떤 역할 때문에 이렇게 많이 쓰시는지요?

소건중탕은 계지가작약탕의 구성에 교이가 들어간 처방이다. 이 중 교이는 포도당에 가까운 이당으로 구성된 영양물질이다. 이러한 구성에 의해, 계지가작약탕은 기육(肌肉)의 변화를 주고 교이는 근육에 필요한 포도당을 집중 공급하여 준다. 소건중탕은 대부분 단 음식을 좋아하는 사람에게 적합하다.

대체적으로 무서움을 잘 타거나 자다가 잠꼬대를 하거나 울거나 칭얼거리거나 또는 자다가 일어나 돌아다니다 잠들거나 낮에 있었던 일을 말하다가 자거나 노래를 부르거나 소리치는 등의 증세는 어린아이일 경우에는 녹용이 든 건중탕류를 사용하여 많은 효과를 보았으며, 거의 치유가 되는 것을 알 수 있었다.

소건중탕은 다양하게 변주가 많은 처방입니다. 어떻게 분별하여 활용하면 좋을까요?

그렇지. 황기건중탕, 당귀건중탕 등으로 처방이 확장되어 나가지.

황기건중탕은 소건중탕에 황기를 더한 것이며 소건중탕증이 있으면서 자한(自汗)이 있거나, 소건중탕보다 기력을 더 돋우어 주고자 할 경우에 쓴다. 또한 혈한(血汗)이 있을 경우에도 쓰지만, 혈한(血汗)의 증세는 주로 허약이 심하거나 땀이 심할 때 나타나는 것으로 드물기 때문에 참고만 하면 된다.

황기건중탕 역시 작약이라는 서늘한 약성의 약이 군약이기 때문에 평소 체열이 높은 어린이나 청소년기 등 성장기의 보약이나 증상에 많이 쓰게 된다. 몸이 마른 편이며, 체열은 높거나 중 이상이며 주로 성장기에 체열이 높거나, 소양인 성향이 있는 체질에 적합하다.

당귀건중탕은 소건중탕에 당귀를 더한 처방이다. 처방구성을 보면 계지는 온열한 성질의 약재로서 주로 말초의 혈관들을 확장시키는 효용이 있고, 말초혈관의 직경이 넓어진 만큼, 말초로 혈액을 더 보낼 수 있도록 강심작용도[5] 있다.

그리고 작약은 주로 근육에 분포한 혈관을 수축 이완시켜, 근육으로 공급되는 혈액량을 증가시킴으로써, 근육의 연급(攣急)[6] · 통증 등을 치료한다. 아울러 당귀는 혈행을 촉진하고, 교이는 예전부터 체내 영양분의 소모로 인하여 마른 체형을 갖게 된 자의 허증성(虛症性) 질환에 영양과 체액을 공급하는 의미로 쓰였다.

따라서 이러한 약물들이 모두 포함된 당귀건중탕은 위약하고 마른 체형인 사람의 근육이 영양 공급을 제대로 받지 못하여 생기는 견인성 통증에 사용될 수 있으며, 혈관 평활근의 약화로 인한 각종 출혈 등에 응용될 수 있는 처방이다.

---

5 계지, 육계: cinnamaldehyde : 말초혈관확장에 의한 혈압강하, 강심, 맥동수강화

6 연급(攣急) : 근육이 오그라들고 땅기면서 뻣뻣해지는 증상, 구급(拘急)과 같은 뜻으로 쓰인다.

소건중탕은 특히 복진상의 특징이 두드러진다고 알고 있습니다.

그렇지. 복진상 특징은 복직근의 영양공급 불량으로 인한 복직근 연급이 있고, 당귀건중탕은 여기에 복부혈행 장애로 인한 좌하복부의 통증이 있거나 변비가 더 심한 것이 특징이다.

선생님이 소건중탕을 처방하는 기준은 무엇입니까?

요즘에는 소건중탕을 성장통, 오줌싸개, 식욕부진, 허약, 성장부진 등 주로 어린이들의 보약으로 가장 많이 쓴다. 나는

❶ 이급(裏急)[7], 복통(腹痛), 몽유(夢遊), 인건(咽乾)[8] 등의 증상이 있을 경우

❷ 주로 살이 여윈 형에 적합하고

❸ 특히 성장기의 어린이에게 많이 사용하는 편이며

❹ 여기에 기허증(氣虛證)[9]이 있거나 자한(自汗) 증세가 있으면 보기제(補氣劑)인 황기를 더하여 기력을 돋우고, 혈허증(血虛證)[10]이 있으면 당귀를 가하여 쓰며, 그 외 여러 약제를 더하여 쓰고 있다. 주 약물 구성인 작약과 계지 감초 교이 외

---

[7] 이급(裏急) : 배변하기 전에 배가 아프고 배변하고자 할 때 참을 수 없는 증상

[8] 인건(咽乾) : 익건(嗌乾)이라고도 함, 목이 마르는 증상

[9] 기허증(氣虛證) : 기허는 대개 장부의 손상, 중병, 오랜 지병으로 인해 원기가 손상되는데서 생긴다. 증상으로는 얼굴색이 창백해지고 현기증이 나며, 귀가 울리고 답답하며 움직이면 곧 땀이 흐르고, 말소리가 약하며, 피로하여 무기력 해지는 등이다. :

[10] 혈허증(血虛證) : 영혈의 부족으로 허약한 병리가 나타나는 것, 피를 많이 흘리거나, 장부의 손상이나 허약, 또는 정혈을 만드는 기능이 감퇴되거나 지장을 받는 등의 원인은 모두 혈의 쇠약을 조성하여 빈혈 증상을 나타낸다.

에 생강 5쪽과 대추 4개로 생강과 대추의 수가 다른 일반적인 처방보다 많은 점으로 봐서 여윈 체질에 영양결핍이 내재되어 있기 쉬운 편이며

❺ 작약감초탕[11]증이 포함되어 있고, 허로(虛勞), 식욕부진(食慾不振), 자한(自汗), 유뇨(遺尿) 등의 강장제로서 유효하다고 보며

❻ 특히 소아 청년기의 보약으로 널리 이용할 수 있다.

소아가 밥을 안 먹을 때 '소시호탕+보중익기탕' 한 소보탕을 많이 쓴다고 배웠습니다. 또 소아 아뇨증에도 '보중익기탕 + 복분자' 해서 쓴다고 배웠습니다.

고방가에서는 그렇게 쓰나 소아에게는 아주 약하지 않으면 보중익기탕을 잘 안 쓴다. 소아기는 세포분열이 왕성한 시기라 체열이 많아서 보기(補氣)제는 상대적으로 덜 쓰게 된다는 말이다.

8살짜리 소양인 여자아이입니다. 키가 잘 안 크고 마르고 열이 많습니다. 밥도 잘 안 먹습니다. 간혹 배가 아프다고도 합니다.

'소건중탕+대화중음[12]' 하여 쓴다.

---

[11] (1-086) 작약감초탕 : 백작약16 감초8

[12] (3-025) 대화중음 : 산사육 맥아 각2 진피 후박 택사 각1.5 지실1 사인0.5

계지제가 온열제인데 열이 많은 경우에 쓸 수 있을까요?

계지는 온열정도가 미약하다. 따라서 육계가 아니라면 그 정도는 쓸 수 있다. 아니면 작약감초탕을 먹여도 된다. 아이들이 단 것을 좋아하는 것은 몸에 필요해서이다. 단 것은 바로 바로 포도당으로 활용되어 몸에 에너지를 준다. 소건중탕은 교이가 들어가 달다. 그러므로 소건중탕이 소아에게 좋다.

소건중탕 외에 썼던 처방의 사례가 있습니까?

어제는 아이 약을 지어 간지 1년 만에 오신 부인이 아이가 약을 먹으면서 좋아지는 것이 보여 다시 왔다고 한다.

이 아이는 조그마한 체구에 소화력이 약한 아이였는데 신경질이 많고 변비도 있다. 삼출건비탕을 지어주었는데 변이 좋아지고 밥을 잘 먹고 신경질도 많이 없어져서 아주 좋았단다. 단 삼출건비탕은 어린이 소화기가 약하고 변비경향이 있는 사람에게 많이 사용하는데 노인이나 약한 여성변비환자는 피부가 가려움을 느끼거나 건조해하는 경향이 좀 있어서 보통 구기자나 숙지황, 당귀, 우슬 같은 자윤제를 적당히 더해서 주게 된다.

또 지실의 맛이 써서 아이들은 먹이기 곤란한 경우도 많다. 이때는 꿀을 타서 먹인다.

Lecture 소건중탕

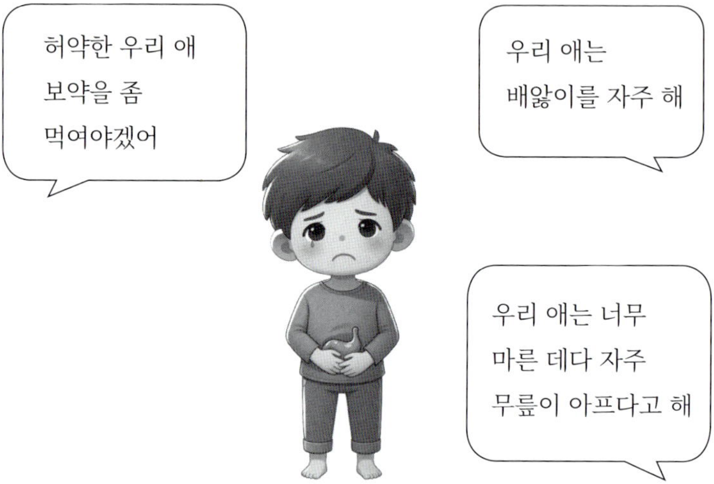

Lecture 上統 45 寶 소건중탕(小建中湯)

백작약 20 계지 12 자감초 4 이당 40 생강, 대조

소건중탕의 일반적인 처방기준은 몸이 수척하며 근육이 위축되어 있고 살집이 적은 경우 즉 자윤(滋潤)이 부족하기 쉬운 상태에서 생기는 순환장애, 기능장애, 기능저하 등이다.

어린이 성장통(成長痛)에도 활용하는데 성장기 허약성 각슬통(脚膝痛), 성장기 허약성 복통(腹痛) 등이 모두 소건중탕의 처방기준이 된다. 이런 증상은 영양부족으로 인해 골격근과 평활근(平滑筋)에 긴장이나 수축이 오기 때문이다.

- 새로보는 방약합편 이종대 저 -

치험례

- 단샘 이종대 -

소아 식욕부진 발육부진
복직근인 판자처럼 굳어 있어
○○○ 남 12세

▶ 주 증상

❶ 식욕부진이 있다.

❷ 발육부진으로 키가 안 큰다.

❸ 복직근인 판자처럼 굳어 있으면서 배를 두드리면 통통 소리가 나며 비어 있는 소리가 난다.

❹ 밥을 안 먹으며 신경질이 많고

❺ 잘 때 상체에 땀이 많이 난다.

❻ 수시로 복통을 호소하고 병원에서는 이상이 없다고 한다.

❼ 혹 대변이 굳게 나오는 경우도 있다.

▶ 변증

이 아이의 어머니가 아이를 데리고 한약방을 찾아온 이유는 발육 부진과 식욕부진을 고치려고 온 것이었다.

이 아이의 발육 부진과 식욕부진의 원인은 식욕이 부진하여 발육부진이 나타났고 식욕이 증진되면 발육부진이 해소 될 것이므로 식욕부진을 중심으로 검토해 보았다.

이 아이가 마른 편이고 복직근이 구급되어 있는 것으로 보아 영양 상태가 상당히 부실한 상태로 보였다. 영양상태가 충분하면 복직근이 판자처럼 빡빡하게 긴장되지 않는다.

복직근이 구급되어 있는 것으로 보아 다른 부위인 소화기 근육도 영양이 결핍되어 그 기능이 저하될 수 있고 이로 인해 식욕부진 등이 초래된 것이 아닌가 짐작했다. 복통은 복직근이 근육이 긴장이 심해져 일시적으로 수축되는 증상으로 보인다.

신경질이 많은 것은 영양상태가 부족하여 건강이 원만치 않아 인체가 자기보호 본능으로 신경질과 짜증을 많이 낸다고 볼 수 있다.

도한이 심한 것은 허약이나 근육의 긴장으로 으로 인해 나타는 것으로 근육이 긴장만 풀어지면 도한 식욕부진이 소실될 것으로 보이고 따라서 성장 부진은 동시에 없어질 것으로 보았다

이런 증상은 대부분은 성장기의 수척한 어린이나 체형이 왜소한 어른에게도 많이 나타나는 현상이다.

▶ 치법

식욕부진이나 성장 부진에 쓸 수 있는 치법은 현재의 건강 상태나 원인에 따라 여러 방법이 있다. 이 어린이의 경우 복직근의 구급 등 과도하게 근육이 긴장된 것으로 보아 근육의 긴장을 풀어주고 소화기 운동성을 증진 시킬 수 있는 치법이 마땅하다고 판단했다.

이 아이가 소아이며 도한이 겸하여 있다는 것으로 보아 작약이나 감초가 포함된 작감탕류나 여기에 계기가 더해진 소건중탕 검토해 보기로 하였다.

▶ 처방 구성

어린이의 식욕부진에 쓸 수 있는 처방으로는 소화기계통의 기능을 증진시킬 수 있는 비화음이나 삼출건비 전씨이공산 등 사군자탕류의 보기건비제가 있고 또는 직접적인 소도만 시키는 대화중음 이비탕 등도 있으며 이 아이처럼 복직근이 구급되었을 때는 소건중탕이나 인삼양영탕 등이 있다. 무엇보다도 복직근이 구급되어 있어서 그간의 경험으로 보아 소건중탕류가 적합하다고 보고 도한이 있는 등으로 보아 황기가 더해진 황기건중탕을 검토해보기도 하고 아직 어린 성장기와 변비가 있다는 점에서 당귀건중탕도 검토해보고 이 두 가지를 겸한 귀기건중탕도 검토해 보았다.

그러나 경험상으로 복직근의 긴장과 인체의 과도한 근육의 긴장만 해소되면 식욕부진 복진근 구급 도한은 저절로 사라질 것이므로 곧바로 소건중탕을 그대로 사용하기로 하였다.

▶ 투약

이 아이는 식욕부진과 성장부진이 있으나 복직근 구급으로 보아, 허약으로 인해 전신의 근육이 긴장되어 있다고 보고, 이것을 풀어주고 포도당을 공급할 수 있는 소건중탕 본방으로 10일 분 한재를 지어 주었다.

▶ 경과

소건중탕 복용 후

1. 식욕이 정상으로 돌아와 밥을 잘 먹고
2. 복통도 없어져 완치되었다.

▶ **참고**

소건중탕은 상한론에는 작약이 3돈 들어 있고, 방약합편에는 5돈 들어 있는데, 어린이에게 5돈을 사용할 경우에는 설사나 연변이 나는 것을 종종 보아왔으므로, 가급적 3돈을 사용하고 있다.

교이인 엿은 쌀을 곤 전통 엿으로 임실 삼계에서 700g 한재분량으로 포장된 것을 사용하고 있다.

▶ **투약내역**

소건중탕 본방 한 재

작약 3돈 계지 건강 감초 대추 1.5돈 교이700g

작약감초탕

소건중탕은 작약과 감초가 중심이 되는 처방입니다. 즉 작약감초탕이 근간을 이루고 있습니다. 임상에서 작약감초탕은 팔다리 통증이나 생리통 등을 완화시키는데 많이 사용하고 있습니다.

아주 좋다. 작약감초탕은 평활근의 긴장으로 인한 통증을 주목적으로 근육[13]의 긴장을 풀어주는 작약과 자윤공급을 하는 감초의 조화로 보통 운동할 때 자주 근육경련이 일어나는 경우 사용할 수 있고 견갑통, 복통, 요통 등 근육의 긴장으로 인한 통증에 많이 사용할 수 있다.

작약감초탕의 다른 용례는 어떤 것이 있을까요?

---

13 근육의 종류는 세 가지이다. 골격을 덮고 움직이는 골격근, 몸으로 피를 보내는 심근, 그리고 소화기, 혈관 비뇨생식 기관의 벽을 구성하는 평활근이 그것이다. 평활근은 소화관을 따라서 음식을 이동시키는 운동과 같이 불수의 운동을 담당한다.

① 골격근 : 길고 강하며 평행으로 배열된 섬유들로 이루어져 있는데, 빠르고 강하게 수축할 수 있지만, 짧은 기간 동안만 수축할 수 있다. 근섬유다발이 밀집해 있고 혈관이 끼어있다.

② 평활근 : 평활근이 근섬유는 방추모양이며 골격근 섬유보다 가늘다. 평활근세포들은 지속적으로 수축할 수 있는 여러 층의 근육으로 구성된다.

③ 심근 : 짧고 분지로 연결된 섬유들이 심근의 근육망을 구성한다. 심근은 주기적으로 지치지 않고 계속 수축 한다.심근세포에는 다른 종류의 세포들보다 에너지 생산단위인 미토콘드리아가 더 크고 수도 많다.

작약감초탕은 주로 근육의 급격한 수축으로 인한 통증, 경련(痙攣), 전근(轉筋, 쥐나는) 증상에 쓴다.

또 복통(腹痛), 전신통(全身痛), 근육통(筋肉痛)에도 쓸 수 있고, 허약하고 마른 어린이의 근육통, 복통 등에 자주 활용한다.

또한 담결석(膽結石), 요로결석(尿路結石)에도 쓸 수 있고 위경련(胃痙攣)에도 쓸 수 있고, 원인불명이라고 하는 복통(腹痛)에도 쓰는 처방이지만 소화 장애가 원인인 복통에는 잘 쓰지 않는다.

어린이에게는 어떤 경우에 처방할 수 있을까요?

어린이들의 변비, 설사, 경기(驚氣)에 많이 쓴다. 또한 근육의 긴장을 풀어주어 원활한 소통을 유도하여 경기증상을 없애는 데도 쓴다.

경기(驚氣)의 원인은 무엇입니까?

경기의 원인은 지나친 열(熱)이나 갑작스럽게 놀라거나 또는 식체(食滯)로 인해 발생할 수도 있으며, 식체로 인한 경우가 의외로 많다. 식체로 복부가 울체(鬱滯)되거나 경직(硬直)되면 그것이 전신에 영향을 주기 때문이다.

영아의 야제의 경우는 배에 가스가 차서 생기는 경우가 대부분인데 작약감초탕이 장운동을 촉진하여 가스를 없애 영아 야제나 경기가 낫는다고 보는 것이다.

다리에 쥐가 나는 경우에도 작약감초탕을 활용하고 있습니다

그렇지. 쥐가 나는 원인은 근육의 급격하고 과도한 수축으로 인하여 근육경련을 일으키기 때문이다. 쥐가 나는 증상에 작약감초탕을 쓰는데 열실(熱實)한 사람은 목유탕[14]이나 모과를 써야 할 경우가 있다.

혹 노역(勞役)과 과로(過勞)로 식욕부진이 있거나 일시적으로 허약해져 쥐가 날 때는 역시 작약이 군약이고 감초가 들어있는 쌍화탕을 쓸 수 있다. 쥐가 나는 경우 대개는 작약감초탕을 단독으로 쓰기보다는 동반한 다른 증상을 보고 합방하여 활용한다.

계속 반복적으로 쥐가 나지 않고, 한번 쥐가 난 후 저리거나 마비감이 계속되는 마목감(痲木感)[15]이 동시에 수반할 때는 주로 모과류인 목유탕을 써야한다.

작약감초탕을 쓸 통증의 특징이 있습니까?

작약감초탕증에서 복통 등의 통증은 근육의 수축정도가 매우 심하여 근육 속에 포함되어 있는 신경을 압박할 정도가 되기 때문에 발생하는 것이다.

주로 마른 체형의 사람이나 어린이에게 많이 나타나고, 특히

---

[14] 목유탕

[15] 마목(痲木) : 감각이 둔해지거나 없어진 증, 원기와 혈액이 부족하여 정맥을 자양하지 못할 때나 기혈이 몰리거나 한(寒)·습(濕)·담(痰)이 경맥에 침입해서 생긴다. 마비된 부위에서 차거나 더운 것, 아픈 것을 느끼지 못한다.

어린이의 성장기 허약성 복통 형태로 많이 나타난다. 작약감초탕을 소아의 변비나 설사에 쓰는 이유는 변비의 경우 소화기 근육을 활성화시키고 운동성을 증가시켜 울체된 대변을 배출시키기 때문이고, 설사는 소화기 근육의 혈행 증가를 통해서 소화기 내의 장애를 스스로 치유하고 회복시켜 멎게 하기 때문이다.

선생님이 작약감초탕을 쓰시는 기준은 무엇입니까?

❶ 쥐가 잘 난다. 주기적으로 나며 특히 자다가 잘 난다. 단 심허(心虛)[16]로 오는 쥐(이것도 밤에 잘 일어난다)는 우황청심원이 잘 듣는다.
❷ 잠잘 때 발을 움찔거리거나, 허공을 자주 차거나, 떨거나 혹은 자주 저리다.
❸ 단 것을 좋아한다.
❹ 깡마른 편인 사람에게 많다.
❺ 소화력은 좋은 편은 아니다.
❻ 맥(脈)은 현맥(弦脈)이 많다.
❼ 복직근(腹直筋)이 구급(拘急)되어 있을 경우가 많다.
❽ 자윤(滋潤)이 결핍되어 있는 사람에게 많다. 즉 간의 영양(글리코겐)이 적은 사람에게 잘 일어난다고 본다.

---

[16] 심허(心虛) : 심의 음양··기혈이 부족해서 생긴 여러병증을 말한다. 가슴이 두근거리고 아프며 숨결아 밭고 건망증이 심하며 가슴이 답답하여 잠을 잘 때 불안해하고 잘 놀라며 식은땀이 나고 얼굴에 윤기가 없어지는 증상이 주로 나타나면서 허맥이나 결대맥이 나타난다.

작약감초탕이 하복통에도 쓰인다고 하셨는데, 하복통에 쓰는 다른 처방과 비교를 해주십시오.

반총산과 비교하면, 반총산은 허랭으로 인해 조직이 경색된 복부주위의 통증인 반면, 작약감초탕은 골격근이나 소화기 근육(평활근)의 수축으로 인한 통증에 사용한다.

평활근 수축, 근경련 등은 왜 일어날까요?

근경련은 여러 원인이 있을 것이나 조직이나 세포에 포도당이 부족할 때 잘 일어난다는 것이 나의 생각이다. 또는 운동 중 산소공급이 줄고 노폐물질이 축적되어 생기기도 하는 것으로 운동 중에 종종 발생한다.

더운 날씨 심한 운동 중에 과도하게 땀을 흘러 염분과 물이 소실되어 생길수도 있을 때도 발생한다. 또는 오랫동안 잘못된 자세로 앉거나 누워 있는 경우에 나타날 수 있다.

저는 작약감초탕을 생리통에 자주 사용합니다. 요즘 생리통 약에는 진통성분에 순환제인 파마브롬과 근육이완에 작용하는 마그네슘이 들어가는 경우가 있습니다. 작약감초탕이 파바브롬과 마그네슘의 역할을 하는 것 같습니다. 실제로 효과가 좋습니다.

아주 좋다. 그러면 작감탕의 임상응용 범위를 한번 볼까.

차트를 살펴보니까, 주로 소화성 일체복통(평활근 긴장으로 인한 복통), 위통, 담석증, 부인생리통, 오십견(갱년기성 견갑통), 근육통(골격근의 통증), 좌골신경통, 위, 장, 기관지, 담낭, 수뇨관 등의 평활근 연급증에 처방을 했네.

Lecture 작약감초탕

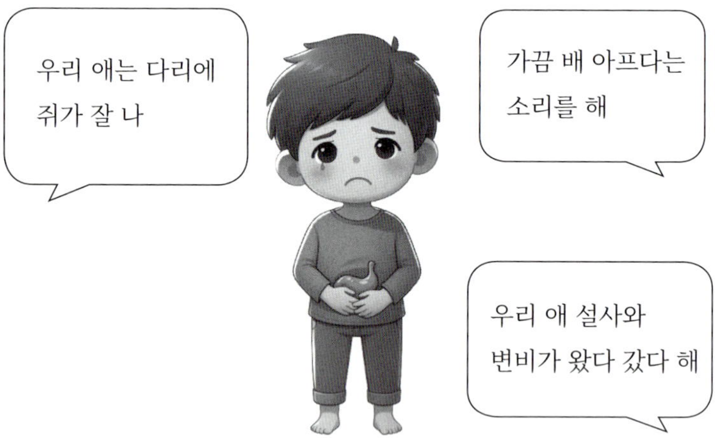
우리 애는 다리에 쥐가 잘 나
가끔 배 아프다는 소리를 해
우리 애 설사와 변비가 왔다 갔다 해

Lecture 上統 86 寶 작약감초탕(芍藥甘草湯)

백작약[1]16 감초8

작약감초탕은 일명 갑기탕(甲己湯)으로 불리는 처방이다.

❶ 근육의 급격한 수축으로 인한 통증, 경련(痙攣), 전근(轉筋, 쥐) 증상에 주로 쓴다. 근육통(筋肉痛), 복통(腹痛), 전신통(全身痛)에도 쓸 수 있어 허약하고 마른 어린이의 성장통, 복통, 감기빈발 등에 자주 활용한다.

❷ 또한 담관결석(膽管結石), 담도결석(膽道結石), 요로결석(尿路結石)으로 인한 복통이나 위경련(胃痙攣)에도 쓸 수 있지만, 소화장애

---

[1] **작약(白芍酸寒 腹痛利 能收能補 虛寒忌- 도설한방 본초강좌 중)**
: 유념성(柔捻性(捻:비틀다,꼬집다 념))을 가지고 있어서 근의 긴장을 이완하는 작용이 있다. 즉 골격근뿐 만아니라 평활근에 대해서도 진경적으로 작용한다. 따라서 근경련, 근통, 경성마비(痙性麻痺(痙:심줄이 땡길 경)), 위통, 복통에 유효하다. 특히 복통은 복벽통과 내장통으로 구분할수 있는데 복벽통인 것은 복벽에 분포된 제6-10 늑간 신경의 신경통, 복벽근의 류머티스, 근통, 연축, 특히 내장과 근육의 연계 등에 의하여 일어나는 통증을 말하고 심부통으로 서는 내장, 특히 담도나 위장의 관성기관의 근층의 경련 및 그 내부의 내용물이 충만하여 신전되어, 지각섬유가 자극을 받아 일어나는 통증, 연동항진,혈관통, 급성염증이나 궤상이나 복막의 자극, 염증 등으로 일어나는 내장성의 통증을 통틀어 복통이라고 하는데 내장성인 통증을 특히 복중통이라고 말한다.

또 전신의 무기력성태 즉 허증에 대해서는 오히려 긴장시키는 작용이 있다, 대가 삽미를 가진 약물은 수렴성으로 작용하기 때문일 것이다. 허성하리나 내장하수등에 작약이 유효하다는 것을 찰지할수 있다. 즉 작약은 일차적으로나 이차적으로나 근육층의 연축, 신전, 혈관통, 혈류의 변화 등이 있을 때에 유효한 것 같다.

이와 같이 작약의 증으로서는 근육의 연축이 있는가 하면 반대로 무기력, 이완성인 것도 있는데 원인은 모두 혈허이다. 즉 근육의 긴장과도를 완화하기도 하고 이완된 것도 긴장시키는 이율배반적인 조화작용을 영위한다고 해석된다. 그리고 복통은 횡문근의 변화이고 복중통은 평활근의 변화이며 혈허, 영허는 혈관근의 변화인 것이다.

가 원인이 되어 나타나는 복통에는 잘 쓰지 않는다. 어린이들의 변비, 설사, 경기(驚氣)에도 작약감초탕을 많이 쓴다.

❸ 근육의 긴장을 풀어주어 원활한 소통을 유도하므로 경기(驚氣)하는 증상을 없앤다. 경기의 원인은 지나친 열(熱), 갑작스럽게 놀람, 또는 식체(食滯)인 경우가 많다. 즉 식체(食滯)로 인해 복부에 울체(鬱滯)가 발생되거나 소화기 조직이 긴장(緊張) 또는 경직(硬直)되면 그것이 전신에 영향을 주기 때문이다.

- 새로보는 방약합편 이종대 저 -

치험례

- 유해성 -

소아 복통
복직근 구급이 있는 소아의 이유없는 복통에
이 ○○ 남 11세

▶ 증상 1

- 자정 무렵이었다. 갑자기 배가 아프다며 서너 명의 식구들이 배를 움켜쥔 초등학교 2학년 사내아이를 들쳐 업고 왔다.
- 어떻게 아픈가 하여 여러 가지 질문을 하고 진찰을 해봐도 지금도 계속 아프다고만 한다.
- 음식을 잘못 먹지도 않았고 이 외에 별다른 원인을 찾지 못하였다. 잘 모르겠으니 병원에 가보라고 하였더니, 병원에도 가야겠지만 밤도 깊어 이십 리가 넘는 병원에 차도 없이 가기도 어렵고 여기까지 일부러 찾아 왔으니 약 1첩이라도 지어 달라고 요청하였다.
- 85년 당시 시골에는 자가용이나 택시도 없던 때이다.

▶ 처방구상

사실 증상도 애매하고 집히는 것도 없어서 난감하였으나 흔히 소아복통에 쓸 수 있는 처방 중 작약·감초 두 가지로만 구성되어 있는 작약감초탕을 써 보기로 하였다.

▶ **투약 1**

소아복통을 목표로 작약감초탕을 원방대로 1첩을 투약하였다.

▶ **경과 1**

다음날 아침 배가 다시 아프다며 찾아 왔을 때 확인해 보니, 그 약을 가지고 가서 바로 달여 마시자마자 복통은 씻은 듯이 없어져서 참으로 신기하다 하여 좋아했는데

▶ **증상 2**

오늘 또 어제와 같이 배가 다시 아프기 시작해서 데리고 왔다는 것이다.

▶ **투약 2**

같은 증세로 다시 왔으므로 다시 작약감초탕 1첩을 투약하였다.

▶ **증상 3**

일주일 후에 다시 왔을 때 배를 만져보니 복직근이 구급되어 있는 것이 아닌가? 오호라 이건 바로 작약감초탕에 계피와 물엿(교이)이 더해진 소건중탕증이 아닌가! 그래서 처방구성이 비슷한 작약감초탕이 잘 들었다는 생각을 하였다.

▶ **투약 3**

복직근 구급이 있는 소아의 복통을 목표로 소건중탕 1첩을 투약하였다.

▶ 경과 3

한 일주일쯤 지나서 다시 왔는데 전보다는 덜 아프긴 해도 역시 배가 다시 아파서 왔다는 것이다.

▶ 투약 4

이번에는 소건중탕을 배량으로 하여 5첩을 투약하였다.

경과 4

그 후에는 다시 내방하지 않는 것을 보니 완전히 나은 것 같이 여겨지며 참으로 소건중탕의 적합한 증세가 아니었는가 생각이 된다. 그래서 처방대로 작약감초탕과 소건중탕은 사촌간이라고 생각을 하였다.

▶ 투약내역

방약합편 상통86 작약감초탕

작약4돈 감초2돈

- 1회 1첩. 복용 뒤 복통소실 후 재발.
- 2회 1첩. 복용 뒤 복통소실

Lecture 작약감초탕을 기본으로 한 처방의 계보

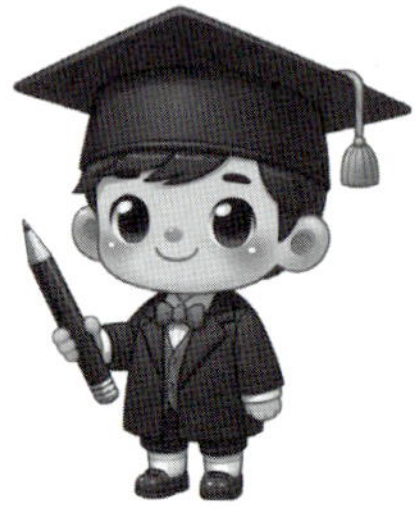

1. 작약감초탕
2. 황금작약탕 : 황금, 백작약2, 감초1
3. 도체탕 : 백작약2, 황금, 당귀, 황련1, 대황0.7, 계심, 목향, 빈랑, 감초0.3
4. 당귀작약탕 : 백작약, 백출1.5, 당귀, 백복령, 택사, 황금1, 빈랑, 황련, 목향, 감초 0.7 :치자리
5. 삼백탕 : 백작약, 백출, 백복령1.5, 감초0.5 :일체설사
6. 계지탕 : 계지3, 백작약2, 감초1, 생강, 대조 : 조화영위, 발한해기
7. 소건중탕, 당귀건중탕, 황기건중탕 : 백작약5, 계지3, 자감초1, 생강, 대조: 치허로 리급복통
8. 쌍화탕 : 백작약2.5, 숙지황, 당귀, 천궁1, 계지, 감초0.75, 대조, 생강
9. 인삼양영탕: 백작약2, 당귀, 인삼, 백출, 황기, 육계, 진피, 감초1, 숙지황, 오미자, 방풍0.7, 원지0.5

비화음

선생님은 소아의 소화기 보약으로 비화음도 많이 쓰신다고 알고 있습니다. 선생님께 배우지 않았다면 위허[17]로 인한 구토에만 쓰는 처방으로 알고 있었을 겁니다.

나는 소아가 파리하고 밥 잘 안 먹고 토하면 비화음을 쓴다. 비화음은 선천적인 소화기 연약으로 인한 구토를 비롯하여 소화불량, 식욕부진, 식체빈발(食滯頻發), 복통, 설사, 소식(小食), 위통 등 소화기가 연약한 사람에게 빈용하는 처방이다. 또한 소화기가 약한 어린이의 식욕부진이나 허약한 어린이의 일반적인 보약, 아주 허약한 사람의 임신구토 등에 응용한다.

활용하다 보면 위암절제 수술로 인한 위허증(胃虛證)에 비화음을 쓸 수 있고, 위암말기에 구토할 때도(+상기생) 효력이 있다. 비화음을 위암 환자에게 쓸 때는 체질구분 없이 쓸 수 있다.

기허에 쓰는 사군자탕이 들어간 처방입니다.

그렇지. 비화음은 사군자탕에 회생산과 소도제(消導劑)[18]가 들어간 처방이다. 처방구성을 보면 인삼, 백출, 복령, 복령, 감

[17] 위허(胃虛) : 위기부족(胃氣不足)으로 위의 기능이 약해지거나 진액이 부족하여 생긴다. 식욕을 잃고 먹어도 소화가 안 되며 명치 밑이 트적지근하고 때로 트림을 한다, 대변은 묽으나 위음(胃陰)이 부족하면 굳다.

[18] 소도제(消導劑) : 소도는 음식에 체한 것을 소화시켜 아래로 내려 보내고 비위의 소화기능을 회복시키는 방법이다. 소도제를 소도를 위해 쓰는 처방을 말한다. 평위산이나 대화중음 등이 이에 해당한다.

초, 진피의 보기거담제(補氣祛痰劑)[19]인 이공산에 곽향, 신곡, 사인의 소도제로 이루어져 있다. 평소 기허증이 있는 사람, 기세가 약한 사람, 평소 입이 짧거나 식욕부진인 사람, 주로 소음인 체질과 상태가 비슷한 경우에 보다 적합하며, 이런 사람의 구토에 적합하다. 나는 대개 소아의 심한 식욕부진이나 허약자나 수술 후 환자의 식욕부진에 많이 쓰고 있으며 대단한 효험을 보는 편이다.

비화음을 소화기 연약으로 인한 증상에 활용하기 때문에 건비제(健脾劑)라고 할 수 있다. 이것은 보기제의 기능이 전체적인 에너지를 증가시켜 소화기에 부족해진 에너지를 보충해주어 저하된 소화기의 운동성을 증가시키기 때문이다.

소화기 연약에 쓰이는 다른 처방과 비교해 주신다면요?

삼출건비탕과 비교하면 모두 소화기 연약에 쓰는 소화기 보약이지만, 삼출건비탕은 건비(健脾)[20]와 소도(消導), 하기(下氣)[21] 작용이 있어 소화기 전반에 걸친 증상에 사용하며 변비에도 쓰는 반면에, 비화음은 주로 소화기 상부(上部)에 나타나는 증상

---

19 보기거담(補氣祛痰) : 보기(補氣) 보기약으로 기허증(氣虛證)을 치료하는 방법이다. 기허증은 주로 폐와 비 두 장기와 관련된다. 보기거담은 주로 폐와 비의 기허증을 치료하여 담을 제거하는 방법을 말한다.

20 건비(健脾) : 비(脾)가 허하여 운화기능이 약해진 것을 치료하는 방법이다. 환자의 얼굴이 누렇게 뜨고 피로하고 권태로우며 힘이 없고, 식욕이 감퇴되고 위통이 있으며 음식을 먹으면 그 통증이 감소되고 대변이 묽으며, 흰 설태가 끼고 맥이 가늘고 약한 등의 증상이 나타난다.

21 하기(下氣) : 기가 위로 치밀어 오르는 증상을 치료하는 방법, 한약 작용의 하나, 예로 나복자는 하기 작용이 있어 천식을 진정시키며 담을 삭이고 소화를 촉진한다.

에 사용하며, 삼출건비탕보다 소화기가 더 연약한 사람에게 적합하고 변비에는 잘 쓰지 않는다. 비화음은 위장이 매우 약한 사람의 임신구토에도 쓰며, 입덧에 사용하는 처방을 허증부터 나열하면 비화음 < 보생탕[22] < 오령산[23] 순이다.

소화기 연약에 의한 구토가 아니라 일시적으로 구토 증세를 보이는 아이들이 있습니다. 그럴 때도 비화음을 씁니까?

일시적으로 토하는 경우에는 곽향정기산이나 오령산을 쓴다. 특히 독감주사 맞고 와서 열나고 아프고 혹은 구토할 때는 곽향정기산이 좋다.

---

[22] (1-105) 보생탕 : 백출 향부자 오약 귤홍 각2 인삼 감초 각1 강3편

[23] (3-010) 오령산 : 택사 2.5 적복령 백출 저령 각1.5 육계 0.5

Lecture 비화음

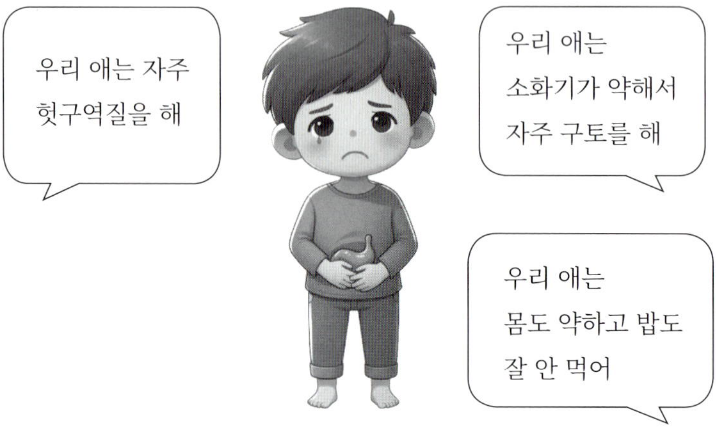

우리 애는 자주 헛구역질을 해
우리 애는 소화기가 약해서 자주 구토를 해
우리 애는 몸도 약하고 밥도 잘 안 먹어

Lecture 上統 50 寶 비화음(比和飮)

인삼4 백출4 백복령4 신국4 곽향2 진피2 사인2 감초2 진창미2

비화음은 위허(胃虛)나 위허로 인한 구토(嘔吐), 문식즉구(聞食卽嘔), 문약즉구(聞藥卽嘔)에 사용하는 처방으로, 선천적인 소화기 연약으로 인한 구토(嘔吐)를 비롯하여 소화불량(消化不良), 식욕부진(食欲不振), 식체빈발(食滯頻發), 복통(腹痛), 설사(泄瀉), 소식(小食), 위통(胃痛) 등에 빈용한다.
이외에도 소화기가 약한 어린이의 식욕부진이나 허약한 어린이의 일반적인 보약, 매우 허약한 임신부의 임신구토 등에 응용한다.

- 새로보는 방약합편 이종대 저 -

치험례

- 단샘 이종대 -

소아 건구역, 구토
음식을 보기만 해도 구역이 나와
최 ○○ 여 7세 소양인

▶ 용모

어머니와 함께 온 초등학교 1학년으로 여윈 형의 여자 아이이다.

▶ 주증상

❶ 2살 때부터 간혹 식사 시 구역질을 해왔으나
❷ 7일 전에 부부싸움을 했는데 그래서 그런지 그 때부터 건구역을 심하게 한다.
❸ 식탁에서 음식을 먹는 도중 자주 토하려고 한다.
❹ 아침엔 괜찮고 특히 저녁에 심하다.
❺ 식탁에서 음식을 보면 건구역을 한다.
❻ 항상 목(편도)이 아프다고 한다.
❼ 전부터 단중부위의 가슴이 답답하다고 한다.

▶ 부수증상

❽ 7일 전부터 피로하다고 한다.
❾ 7일 전부터 잘 때는 꼭 칭얼거리면서 운다고 한다.

❿ 평소 밥도 잘 먹지 않고 식사량도 적다.
⓫ 대변은 3일에 1회 보며 굳고 굵은 변을 본다.
⓬ 눈의 흰자위에 검은 점이 있다.

▶ 처방구상

위의 주요증세는 건구역이며 정신적인 충격으로 근래에 급격히 증세가 두드러졌다고 보고 ❿의 평소에도 식욕이 적고 밥량도 적으므로 위 기능이 허약한 것으로 보고 ❷와 ❸의 건구역을 하며 음식을 보면 토하려고 하는 점에 중점을 두어 위허로 인한 구토, 음식이나 약이란 소리만 들어도 구역질을 하는데 쓰는 보기제와 소식제로 구성된 비화음을 쓰기로 하였다.

▶ 투약 1

7세 된 소양인 여자아이의 구역질과 소화불량을 목표로 비화음 배량으로 1.5일분 3첩을 투약하였다.

▶ 경과 1

사흘 후 다시 어머니가 내방하여 그 약을 의외로 잘 먹으며 토하지도 않고 약을 1첩 먹고 나서부터 구역질이 반으로 줄어들었으며 식사 도중 밥을 토하려는 것도 없어졌다는 것이다. 약 3첩을 모두 복용했는데 ❷, ❸, ❹, ❺, ❻의 구역, 인통 증세와 ❽, ❾의 칭얼거리고 우는 증세가 없어졌다고 한다.

▶ 경과 2

그러나 약이 떨어져 약을 중단하니 다시 위의 증세가 나타나며

약 3첩 먹기 전보다는 덜하나 증세가 반정도 남아 있으며 ❽, ❾의 우는 증세가 다시 있다는 것이다.

▶ **투약 2**

약을 복용하고 증상이 호전된 것으로 보아 효과가 있다고 보고 다시 같은 비화음 배량으로 3첩을 투약하였다.

▶ **경과 3**

그 약을 먹은 뒤로는 구역 증세가 사라졌으며 ❽, ❾의 칭얼거리고 우는 것도 없어졌으며 냄새가 고약한 방귀를 자주 뀌고 전에는 밥을 억지로 그것도 두 숟가락만 떠먹이면 더 안 먹으려고 울고 야단이었는데 이젠 제 스스로 밥을 한 그릇씩 비운다는 것이다.

▶ **투약 3**

이번엔 4첩을 다시 지어갔으며 증상이 완전 없어져 폐약했다.

▶ **효능**

7살의 어린이인데도 성인 양의 배량을 지어준 것은 비화음의 처방구성이 보기제인 사군자탕에 소식제인 신곡, 곽향, 진피, 사인이 더하여졌으며 사군자탕 역시 보기의 기능뿐만 아니라 건위·정장작용이 뛰어나므로 과량이라 하더라도 해가 없을 것으로 보고 속효를 보기 위해 증량을 한 것이며 복용 후 다른 장애나 부작용은 없었다.

▶ **기준**

비화음은 처방구성으로 보아 건구역이나 구토뿐만 아니라 식욕부진, 소화불량 등에도 상당한 효과가 있는 처방으로 생각되며 여러 차례 연약하고 음증인 소아의 식욕부진에 써본 적이 있으나 그 후 결과를 듣지 못하여 궁금히 여기고 있다.

▶ **투약내역**

방약합편 상통50 비화음 배량이며 복룡간과 진창미는 넣지 않았고 사인은 일사인을, 생강은 건강을 사용했다.

인삼 백출 백복령 신곡2 곽향 진피 사인 감초1 건강0.5돈 대추4개

- 1회 1.5일분 3첩 3일 후 확인
  1.5일분 3첩 복용 뒤 구토 소실.
- 2회 1.5일분 3첩 확인
  1.5일분 3첩 복용 뒤 건구역 소실.
  방귀 많이 뀐다.
- 3회 2일분 4첩 미확인.

문답 9 어린이의 감기 처방

환절기에 감기에 걸린 아이들이 많습니다. 특히 요즘에는 어린이 집이나 학교에서 집단으로 걸리는 경우가 흔합니다. 어린이들 감기에는 어떤 처방을 쓸 수 있을까요?

소아감기는 대체적으로 소양 성향이 많은 아이들의 기침감기, 비염, 천식은 소청룡탕을 많이 사용한다. 약한 아이들은 소화기, 체열상태, 감기증후에 따라 향갈탕[1], 삼소음[2], 곽향정기산, 오적산[3], 불환금정기산 등을 사용한다.

어린이가 걸리는 감기의 특징이 있을까요?

소아는 내상형 감기 즉 소화 장애를 겸한 감기가 많다. 피부가 엷어서 호흡기형 감기에도 잘 걸리는 데, 기침감기가 많이 생긴다. 감기가 곧잘 알러지성 비염이나 기관지폐렴으로 이행된다. 기본적으로 실증의 증상에 약간 열이 내재된 밤에 하는 기침엔 소청룡탕을 쓴다.

---

1 (2-020) 향갈탕 : 창출 소엽 백작약 향부자 승마 건갈 진피 각1 천궁 백지 감초 각 0.5 강3편 총2본 두시 7립

2 (2-026) 삼소음 : 인삼 소엽 전호 반하 건갈 적복령 각1 진피 길경 지각 감초 각 0.5 강3 대조 2매

3 (2-013) 오적산 : 창출 마황 진피 각1 후박 길경 지각 당귀 건강 백작약 백복령 각 0.8 천궁 백지 반하 계피 각0.5 감초 0.6

내상을 겸한 감기에는 곽향정기산, 불환금정기산 등을 쓴다. 토하고 설사하고 소아야제 경기하거나 자다가 울고 다몽(多夢), 흉몽(凶夢), 몽유(夢遊) 증상에는 우황청심원을 쓴다. 이는 소아가 허약해서 생기는 증상인데 특히 나이가 어릴수록 일상적으로 집에서 사용하기에 우황청심원 효과가 굉장히 좋다.

아이들은 감기에 걸리면 흔히 나타나는 증상이 발열과 편도가 붓는 것입니다.

그렇지. 어린 아이는 감기 걸릴 때 마다 편도가 부으면서 열이 나는 경우가 많은데, 이런 아이들은 평소에도 편도가 비대해 있는 경우가 많지.

경증의 증상에는 소시호탕 가 길경, 석고를 사용하는 경우가 많다. 심한 경우에는 형개연교탕[4]이나 연교패독산[5], 은교산[6], 방풍통성산을 사용한다. 또한 편도선염과 통증이 심하게 같이 오는 경우엔 방풍통성산을 많이 사용하나 감길소독음[7]을 사용하기도 한다.

---

[4] (2-126) 형개연교탕 : 형개 연교 방풍 당귀 천궁 백작약 시호 지각 황금 치자 백지 길경 각0.5 감초 0.5

[5] (2-019) 연교패독산 : 인삼 시호 전호 강활 독활 지각 길경 천궁 적복령 감초 각 1 가 형개 방풍 연교 금은화

[6] (온병조변) 은교산 : 연교 금은화 각 1냥 길경 박하 각6 죽엽 생감초 각5 형개수 4 담두시 5 우방자 6

[7] (한방임상40년) 감길소독음 : 길경 2 현삼 우방자 형개 방풍 감초 각 1 천화분 황금 0.5 지각 연교 박하 각 0.3

소청룡탕

제 조카가 3살인데 소양인입니다. 감기 끝에 밤에 기침이 심하고 맑은 콧물이 흐르고 가래가 좀 있고 목-편도선이 좀 부은 것 같고 땀은 안 납니다.

소청룡탕을 가장 많이 쓴다.

소청룡탕은 기관지가 감염 충혈 되어 부은 것도 가라앉힌다. 소양인은 표피가 얇고 열이 많아 그런 구조로 인해 감기가 온다. 전에 비염을 앓았던 경우에도 쓴다. 체열이 보통인 일반인의 몸살감기로서 약간 실증이고 체표 쪽의 한기가 있을 때는 패독산[8]을 쓴다.

아주 실증이면 구미강활탕[9]을 쓴다. 고열이 있을 경우, 실유아(편도선 실증)에는 방풍통성산을 쓴다.

저의 임상에서도 소청룡탕이 과립제와 정제 그리고 탕제로 나와 있어서 가장 활용도가 높은 처방입니다.

아주 좋다. 소청룡탕은 감기로 인한 기침, 비색에 자주 쓰는데 이런 증상이 진행되어 오는 기관지 천식, 알레르기 기관지 천식, 비후성(肥厚性) 비염, 축농증, 알레르기 비염 등에도 쓴다.

---

8 (동의보감)패독산 : 감초 강활 지각 길경 독활 방풍 시호 인삼 적복령 전호 천궁 형개수 각1

9 (2-011) 구미강활탕 :강활 방풍 각1.5 천궁 백지 창출 황금 생지황 각1.2 세신 감초 각0.5

원전에는 상한표불해(傷寒表不解)[10] 심하유수기(心下有水氣)[11] 건구(乾嘔)[12] 기역(氣逆)[13] 발열(發熱) 해천(咳喘)[14] 등이 있을 때 쓴다고 되어 있습니다.

상한표불해 외에는 너무 의미를 둘 필요는 없다. 소청룡탕은 호흡기형 감기에 가장 많이 쓰는 처방중 하나다. 처방의 약물구성이 절묘하게 잘 구성되어 있어서 발표와 온열, 수렴, 거담, 성질이 찬 공기로 인해 손상된 호흡기 점막의 충혈된 것을 치료하고 수렴하여 잘 회복시킬 수 있기 때문이다.

선생님의 소청룡탕 처방 기준은 무엇입니까?

❶ 몸이 차지 않은 소양인의 기침감기
❷ 기침이 밤에 심한 경우, 자다가 기침을 하는 경우
❸ 기침을 겸하여 재채기하는 경우
❹ 그르렁거리는 가래소리가 나는 경우

---

10 상한표불해(傷寒表不解) : 상한표증(傷寒表證)은 차가운 기운이 표(表)에 침입하여 생긴 병증, 상한표실증과 상한표허증으로 나눌 수 있다. 상한표증이 해결되지 않은 상태가 상한표불해이다.

11 심하유수기(心下有水氣) : 심하부 혹은 위완부에 수음이 머물러 있는 것이다. 심하유수기의 경우 체내의 기기승강(氣機升降)에 영향을 미친다.

12 건구(乾嘔) : 구토시에 소리만 나고 내용물이 없는 것을 말한다.

13 기역(氣逆) : 기가 치밀어 올라 순조롭지 못한 병리, 폐기가 위로 치밀면 숨이 가쁘고 기침을 하며, 위기가 위로 치밀면 구토, 딸꾹질을 한다. 간기가 위로 치밀면 두통, 현기증, 졸도, 토혈 등의 증상이 나타난다.

14 해천(咳喘) : 해역상기(咳逆上氣)의 다른 이름, 기침과 천식이 함께 나타나는 병증

❺ 기침을 겸하여 자면서 코를 고는 경우

❻ 기침을 겸하여 도한이 있는 경우

❼ 기침을 겸하여 오래된 비색, 천식 등이 있는 경우

❽ 코골음을 수반한 인통, 편도염

❾ 비후성 비염, 알레르기성 비염, 비치(鼻痔)[15], 축농증

❿ 경력자 및 기왕력자의 기침

⓫ 기관지 천식

⓬ 항시 코가 막혀 입을 벌리고 자는 경우

⓭ 몸은 열성을 띠고 있는데도 추위를 타는 경우이다.

소청룡탕의 활용범위가 상당히 넓네요. 소청룡탕증이 발생하는 기전에 대해 이해한다면 더 잘 응용할 수 있을 것 같습니다

외부에서 찬 공기가 들어오면 호흡기는 체온과 비슷한 온도로 데워서 폐포에 전달해야 하기 때문에 코와 기관지를 거치면서 찬 공기를 데워야한다. 그러나 공기를 데워주는 기능이 저하되면 인체는 흡입을 억제하고 가온을 증가시키는 방법을 사용하게 된다.

즉 비갑개 점막을 붓게 하여 공기의 흡입 통로인 비도를 좁혀버린다. 결과적으로 비강이 좁아져 찬 공기의 흡입이 줄게 되며 동시에 비강에 몰려 충혈 된 혈액으로 흡입되는 공기의 온도를 높여주는 기능이 증대된다. 그러나 이러한 인체의 대응으로

[15] 비치(鼻痔) : 콧속에 굳은 살이 생기는 것을 통칭

나타나는 문제점은

❶ 비강점막이 부어 공기의 흡입이 줄었으나 부수적으로 코막힘이 발생하며

❷ 점막이 부어있어 혈관의 투과성이 높아져 있기 때문에 삼출물이 대량 분비되어 콧물이 흐른다. 물론 이것 또한 건조한 공기를 가습하게 되는 기능도 있다.

❸ 부어있는 조직은 민감해져 있어 작은 자극에도 과민 반응을 일으켜 기침이나 재채기를 일으킨다. 이러한 문제점들이 소청룡탕을 쓸 수 있는 기준이 된다.

처방구성이 절묘하게 잘 구성이 되었다고 하셨는데, 그 구성에 대해서 설명을 부탁드립니다.

처방구성을 보면 마황으로 발표시키고 계지, 세신으로 온열시키면서 호흡기 점막의 충혈을 오미자, 백작약이 수렴시키고 반하로 거담시킨다. 소청룡탕의 전체 구성으로 볼 때 따뜻한 약으로 세신, 건강, 계지가 있고, 서늘한 약성의 오미자, 백작약이 있다. 그래서 따뜻한 약으로 발표, 온열시키고 오미자, 작약으로 수렴시켜 부어있는 비강점막을 원래대로 회복시킨다. 정말 절묘하지 않은가?

다른 호흡기계 처방과 비교를 해주신다면요?

기침, 천식에 사용하는 정천탕[16]과 비교하면, 정천탕은 마황이 3돈이나 들어 있어서 발표력이 매우 강하며 기침의 정도가 매우 심하고 격렬한 반면에, 소청룡탕은 정천탕의 기침보다는 덜 심한 일반적인 기침에 사용하며 주로 밤에 자다가 하는 기침이나 비염, 축농증, 비색, 비창 등에 사용한다.

요즘은 에어컨이 발달이 되어 있어서, 한 여름에도 소청룡탕증으로 고생하는 사람들이 많이 있습니다.

기전으로 보면 겨울과 별반 다를 게 없는 상황입니다. 다만 여름에는 땀을 배출하기 위해서 표피가 더 엷어져 있어서, 증상이 더 심하고 오래가는 것 같습니다.

그렇지. 여름철에 에어컨이나 선풍기를 많이 쏘여 체열이 뺏긴 상태로 인해 냉방병이 생기는 경우도 있고, 또 여름에는 옷을 얇게 입는 경향으로 기온이 떨어지면 바로 체열이 부족해지기 쉬워서 코감기가 잘 걸릴 수 있는 기반이 된다.

계절은 여름이지만 기온은 환절기 같은 경우이므로 호흡기형 감기가 걸릴 수 있고 한랭으로 온 경우에는 소청룡탕을 쓸 수 있는 것이다.

---

[16] (2-055) 정천탕 : 마황 3 행인 2.5 편금 반하 상백피 소자 관동화 감초 각1 은행 21매

일반적으로 여름에는 감기가 기온상승에 따라 잘 걸리지 않고, 걸리더라도 피부가 엷어지는 계절이기 때문에 이향산(향유산+향소산) 같은 가벼운 발표제를 많이 사용하는 편이다.

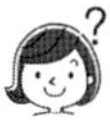

코막힘이 심할 경우는 소청룡탕으로는 안되는 경우가 많습니다.

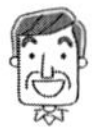

코막힘이 심할 경우 갈근탕이나 소청룡탕에 갈근단방을 더하여 쓰기도 한다. 코막힘 중에 비강 안이 부어있는 경우, 감기로 인해 체열상태가 낮아서 오한이나 말초혈관에 충분한 혈액을 공급할 수 없는 상태에 있는 경우 대부분 보중, 온열해 주어야 하는 경우가 많다.

소화기와 연결되어있는 곳의 혈액을 충분히 공급할 수 있는 상황이 전개 될 수 있도록 해줄 때 효과를 볼 수 있다.

또 한 가지는 풍열약, 청열약을 써야 하는 경우인데 이런 경우는 신이산, 형개연교탕 등등의 처방을 쓴다. 이는 병인을 받아들이는 생리가 다르기 때문인데 체열이 많은 경우나 체열이 있는 바탕에서 비염이 나타날 경우에는 호흡기 충혈의 정도나 기반이 다르기 때문에 처방을 다르게 쓰는 것이다.

Lecture 소청룡탕

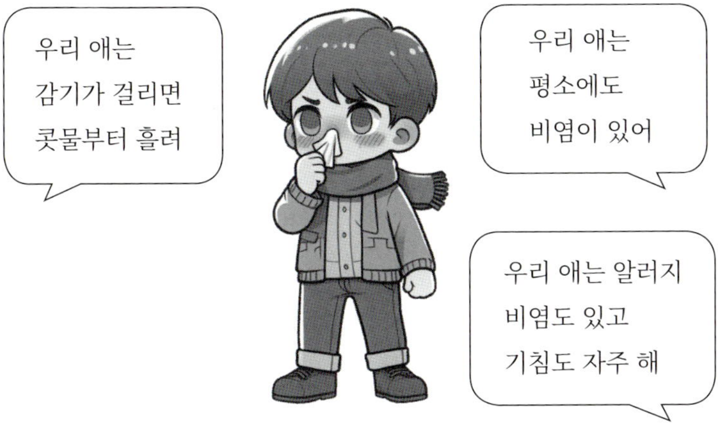
우리 애는
감기가 걸리면
콧물부터 흘려
우리 애는
평소에도
비염이 있어
우리 애는 알러지
비염도 있고
기침도 자주 해

Lecture 中統 27 寶 소청룡탕(小靑龍湯)

마황6 백작약6 오미자6 반하6 세신4 건강4 계지4 감초4

(계지, 작약, 건강, 감초 + 마황, 반하, 세신):

소청룡탕은 감기로 인한 기침, 비색(鼻塞)에 빈용하는 처방이며, 이러한 증상이 진행되어 발생되는 기관지 천식, 비후성(肥厚性) 비염, 축농증, 알레르기성 비염 등 모든 호흡기 증상과 질환에 쓴다. 상한표불해(傷寒表不解)·심하유수기(心下有水氣)·건구(乾嘔)·기역(氣逆)·발열(發熱)·해천(咳喘) 등이 있을 때 쓴다고 되어 있으나, 심하유수기라는 조문에 너무 의미를 둘 필요는 없다.

- 새로보는 방약합편 이종대 저 -

치험례

- 단샘 이종대 -

유아기침, 가래, 발열, 콧물
1달 전 감기에 걸린 뒤로 줄곧 기침을 하며 밤에 더 심해
이○○ 여 8개월

▶ 주 증상

❶ 1달 전 감기에 걸린 뒤로 줄곧 기침을 한다.
❷ 기침은 밤에 더욱 심하다.
❸ 가래가 있다.
❹ 동시에 발열이 있다.
❺ 콧물도 계속 나온다.

▶ 참고사항

그간 병원치료도 해 보았으나 별다른 차도가 없어 한약을 지으러 왔다.

▶ 변증

주증세는 기침과 가래, 콧물, 발열이 있는 감기이다. 증상이 발현되는 기전을 생각해 보면 기관지가 충혈되거나 예민해져 기침이 나오고 비강 점막이 부어 점막 분비물이 많아져 콧물이 계속 나온다고 볼 수 있다. 또 기관지 분비물이 과다해져 가래가 나온

다고 볼 수 있다.

생후 1년이 안된 유아라서 조심스럽지만 지금까지의 경험으로 볼 때 이런 증세는 상한표불해(傷寒表不解)로 인한 심하유수기(心下有水氣), 즉 감기로 인해 살갗이나 폐포가 완전히 풀리지 않고 이로 인해 가슴에 수분이나 담음이 울체되어 오는 기침으로 보았다.

▶ 치법

이 아이의 기침, 가래, 콧물 모두 호흡기 장애로 발생된 증상인 만큼 호흡기형 감기에 쓸 수 있는 치법과 처방을 찾아보기로 하였다.

호흡기 장애로 인한 콧물의 증상에는 곽향, 소엽, 창출 등 피부가 엷고 연약하거나 증세가 심하지 않을 때 쓸 수 있는 약재가 있는 반면 마황, 갈근, 모과 등 외감으로 인한 손상이나 피부 수축 정도가 심하고 피부와 기육이 두터울 때 사용하는 약재가 있다.

이 어린이의 경우는 아직 8개월밖에 안된 유아라는 점에서는 소엽, 곽향 등이 포함된 발표법이 적합할 듯하지만, 기침증세가 1달간 지속된 점 특히 밤에 심하다는 점을 보아 마황의 발표성과 오미자의 수렴성이 포함된 발표·수렴의 치법을 사용하기로 하였다.

▶ 처방구상

기침감기에 쓰는 처방은 삼소음, 곽향정기산, 마계음, 소청룡탕 등이 있다.

이 유아에게서 나타나는 심하유수기 증세는 바로 소청룡탕의 적응증이며, 특히 밤에 기침이 더한 점과 발열이 있는 점을 보아서도 오미자와 마황이 들어 있는 소청룡탕증에 더욱 가까워 보였다. 그래서 어린이 기침형 감기에 많은 효험을 보고 있는 소청룡탕을 쓰기로 했다.

▶ 투약 1

유아의 발열과 콧물을 겸한 밤기침을 목표로 소청룡탕 1.5배량에 행인, 전호 1.5돈을 더하여 1첩을 지은 뒤 하루에 3번 나누어 복용시키라고 전했다.

▶ 경과 1

2개월 후 어머니가 아기를 업고 다시 내방했을 때 확인해 본 결과 그때 그 약을 먹고 1달간 지속된 기침과 다른 증세가 모두 나았다고 한다.

▶ 증상 2

이번에도 감기에 걸렸는데

❶ 기침은 없다.

❷ 발열과 콧물이 있다.

❸ 목이 아픈 듯 하다 한다.

❹ 특히 발열이 낮에는 없으나 밤 7시부터 발생하는 점은 종전에 비해 기침만 없을 뿐이지 같은 증세라고 판단했다.

▶ 투약 2

유아의 밤에 일어나는 발열과 콧물을 목표로 소청룡탕 1.5배량에 마황만 1돈으로 하여 하루 분량으로 1첩을 투약하였다.

▶ **기준**

필자의 경우 소청룡탕증은 대부분

❶ 활달하고 부산하게 움직이는 소양인 체질의 소아에게 많고

❷ 기침은 밤에 더욱 심한 경향이 있으며

❸ 잠을 잘 때 목에서 그르렁거리는 소리가 나는 경우가 많다.

❹ 기침이 심하면 기침과 동시에 토하는 경우도 있다.

❺ 대개 감기만 걸리면 기침하는 아이들에게 많다.

❻ 기관지가 확장된 아이들에게 흔하다.

❼ 감기 때 또는 감기 후에 오는 기침에 보다 적합하다.

❽ 기침과 함께 도한(盜汗)이 있는 증세도 소청룡탕증으로 보면 된다.

❾ 기침이나 비색(鼻塞) 등과 동시에 코고는 증세가 있으면 또한 소청룡탕증으로 보면 무난하다. 그러나 경험적으로 볼 때 소청룡탕은 성격이 차분하거나 음 적인 체질에는 효력이 적다. 이 경우는 대개 오적산이 효과가 좋았다.

▶ **투약내역**

방약합편 중통27 소청룡탕 1.5배량 加 행인 전호1.5돈

마황 백작약 오미자 반하2.25돈 세신 건강 계지 감초1.5돈 + 행인 전호1.5돈

- 1회 1일분 1첩

  복용 뒤 밤기침 가래 발열 콧물 증세소실.

- 2회 1일분 1첩 미확인.

비염

요즘 어린이 비염 환자가 많습니다. 계절을 가리지 않습니다.

그렇지. 계절도 영향도 있고, 주거 환경도 많이 바뀌어서 그런 것 같다. 한(寒)으로 인해 어린이가 비염이 잘 걸리는 것은 어린이는 아직 면역기능이 약하고 찬 공기 등으로 코 안이 쉽게 충혈 되어 약해지기가 쉽고 이런 상태에서 감기바이러스가 침범을 하면 방어력이 약해져서 호흡기 입구인 코감기가 많이 걸리는 것으로 본다.

비염에 걸리는 인체의 구조적 특징이 있을까?

비염은 사람이 개, 소, 말, 돼지처럼 입이 돌출되어 있지 않아서 입 위에 있는 코 구멍의 길이가 이들보다 짧아서 찬 공기를 덥혀 줄 수 있는 가온공간이 좁은 탓에 잘 생기는 질환으로 사람 코의 구조적 결함으로 인한 것으로 본다. 이로 인해 어린이들이 자주 걸린다.

코의 구조적 결함으로 인해 비염이 생긴다는 관점이 흥미롭습니다. 코의 역할에 대해서 좀 더 말씀해주세요

코의 역할은 5가지가 있다.

❶ 흡입된 공기를 데워주는 가온역할,

❷ 습도를 높여주는 가습 역할.

❸ 먼지를 걸러주는 청정역할,

❹ 냄새를 맡게 해주는 후취역할,

❺ 그리고 화음을 도와주는 공명 역할이 있다.

만약 찬 공기의 흡입 때 공기를 충분히 덥혀줄 체열이 부족하다면 찬 공기의 유입을 막기 위해서 코 속의 비갑개는 붓게 되고, 이러면 코가 막히거나 팽창된 점막세포에서 분비물이 증가되어 콧물이 나오거나 코 속 점막이 과민해져 재채기가 나오게 된다.

또는 감기바이러스에 감염이 되어도 같은 현상이 벌어진다. 이러한 충혈되거나 과민하게 되거나 부어있는 코 속의 상태를 건강한 상태로 돌려놓는 것이 치법의 핵심이다.

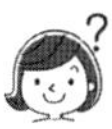

비충혈이나 코막힘 있을 때 집에서 환자가 할 수 있는 자가 치료법이 있을까요? 알려 줄만한 팁이 있다면 어떤 것이 있습니까?

보통 자가 치료는 털모자를 쓰고 자게 하는 방법과 코에 증기를 쐬 주는 방법이 있다.

털모자를 쓰고 자면 머리의 열 발산량이 줄어들게 되고, 이 열이 코를 흡입되는 공기를 덥혀주는 역할을 보강하기 때문에 코 속의 비갑개가 붓거나 충혈 될 필요가 줄어들기 때문이다. 특히 만성적일수록 효과가 크다. 코감기의 예방에도 효과가 크다.

증기를 쐬 주는 방법은 증기속의 수분이 충혈 된 폐 및 코와 목의 분비물을 부드럽게 하여 이들을 제거하기 쉽게 해준다. 목욕탕에 있는 동안 더운물을 틀어놓고 그 증기를 흡입할 수 있다.

Lecture 비염류와 축농증의 마황제

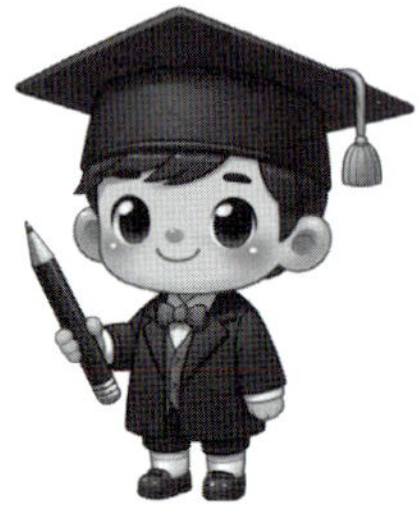

1) 2-027-1 : 알러지성 비염

마황, 백작, 오미자, 반하8g, 세신, 감초, 건강, 육계6g+박하, 백출, 갈근, 육계 10g

2) 2-027-2 : 마황, 백작, 오미자, 반하6g, 세신, 감초, 육계4g+신이, 창이자4g, 박하, 백지3g 축농증

3) 갈근탕(고방) + 천궁, 신이, 황금, 길경

갈근3전, 마황, 생강, 대추6g, 계지, 작약, 감초4g +천궁, 신이, 황금, 길경 4g

4) 4-2 갈근탕 (증보4-43)

갈근8g, 승마, 진교, 형개, 적작약, 소엽, 백지, 신이4g, 감초2g+ 자한구부갈 거 소엽 가 계지

5) 신이산

신이, 황금, 박하, 감국, 천궁, 형개, 방풍, 길경, 적작약, 생지황, 창이자, 감초3g

Lecture 부비동

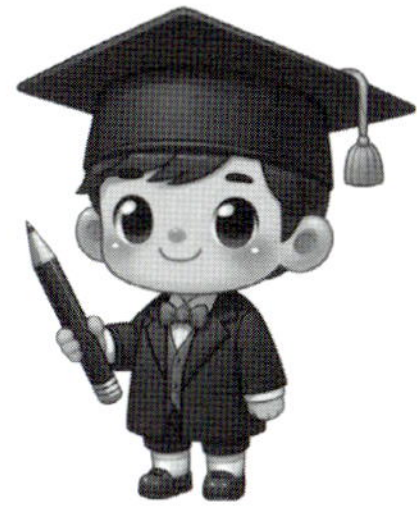

코와 귀 주위 두개골에는 공기로 차있는 부비동이라는 공간이 있다. 이 공간은 두개골의 무게를 가볍게 해주고 소리의 공명을 돕는다.

부비동 안에는 많은 점액을 분비하는 분비선들이 있어 점액을 부비동에서 비강과 연결되어 있다.

5세 이하 어린이에게는 많지 않다. 점액은 공기 중에 먼지를 붙잡아 제거하고 공기가 기도로 내려가는 동안 촉촉하게 해준다.

코에서 부비동으로 연결되는 관이 바이러스 감염에 의해 막혔다면 점액이 부비동에 고이며 세균에 감염되는 경우도 있다. 이곳이 농이 고이면 축농증이라고 부른다. 정식 명칭은 부비동(부비강)염이다.

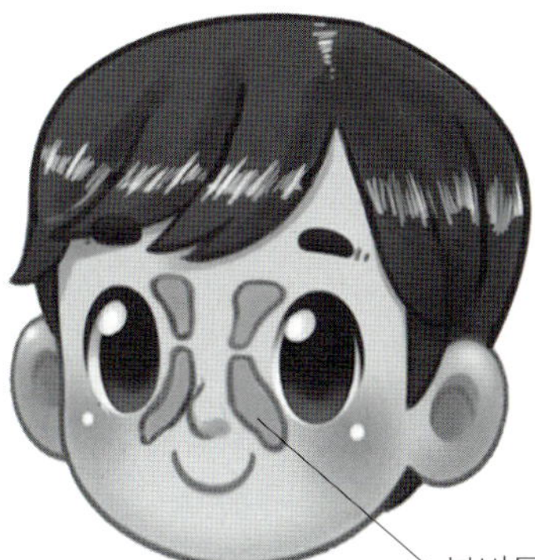

감기

감기 증상이 기침을 넘어서 천식의 양상을 보이는 경우도 있습니다.

호흡기의 입구인 코의 콧병과 호흡기의 안쪽인 기관지, 폐는 같은 요인으로 같이 병증이 생기는 경우도 있고 다른 요인으로 병증이 생기는 경우도 있다. 기관지나 폐에 문제가 생기는 경우 중 하나가 천식이라고 할 수 있다.

천식은 천식발작 동안 기관지 평활근의 수축으로 인해 기관지가 좁아진다. 기관지점막들도 부어오르고 염증이 생기며 점액생산이 많아져 작은 세기관지들이 막히게 된다(이완된 근육이 수축되고 점액이 과다). 일부 사람들은 알레르기 반응이 기관지 변화를 유발한다. 휘파람 소리, 가슴 조이는 현상, 숨이 참, 숨을 내쉬기 어려움, 지속적인 마른기침, 두려움, 식은땀 등의 증상을 보이기도 한다.

아주 추운 곳에 있으면 폐가 얼어서 수종이 생겨서 죽기도 한다.

임상에서 가장 많은 환자가 감기 환자인데, 또 가장 어려운 증상이 감기 증상입니다. 증세도 비슷하고 구분하기 어려운 경우가 많습니다.

사실 감기가 어렵다. 감기를 이해하면 다른 병증들도 진단하거나 치료하기가 훨씬 쉽다. 감기가 어려운 것은 발병요인이 다양하고, 병인을 수용하는 생리가 사람마다 달라, 병인과 생리가 다름에 따라 다양한 병리상태가 생기게 되기 때문이다. 따라서 기준을 잡기가 어려워서 그런다. 즉 생리부분을 인식하지 못해서 어려운 것이 크리라고 생각한다.

대부분 증상위주로 접근하기에 증상증후의 바탕이 되는 병리상태를 인식하지 못하거나 설정하지 못한 탓으로 생각한다. 그러다 보니 증상위주로 투약을 하다 보니 처방은 다양하나 적중률이 떨어지는 이유가 된다.

일반적으로 통용방[17]으로 이것들을 해결 하려고 하고 자세하게 구분하지 않기에 어려움이 많다. 감기는 한열과 실허의 구분, 체질적 구분을 아주 잘해야 하는 분야이기도 하다.

상한론을 보면 고방에서 이야기 하는 표증과 소양증 양명증 등의 구분이 외감으로 인한 증세(독감포함)와 장티푸스와 같은 감염성질환과 예전에 구분이 모호해서 그랬던 것 같다.

통용방으로 해결하려 한다고 하신 말씀에 많이 찔립니다. 한의학의 장점이 사람의 생리나 병리 상태에 따른 개별 의학인데 말입니다. 병인과 생리를 면밀하게 파악해야겠다는 생각이 듭니다. 감기 이야기가 나온 김에 감기의 병리 상태와 감기 형태를 구분해서 설명해주세요.

[17] 통용방 : 생리나 병리를 고려하지 않고 일반적으로 쓰이는 처방

감기가 들면 ① 신체통과 오한, 기침, 발열 등 전신적인 증상을 호소하는 몸살감기, ② 신체통 없이 콧물, 코막힘, 기침만 심하게 하는 호흡기형 감기, ③ 소화기와 외감 증상이 같이 온 내상 외감형 감기 즉 혼합기형 감기, ④ 외감 증상은 모두 사라지고 잔기침증세만 남는 경우, ⑤ 감기 이후에 중이염이나 천식 증세, 축농증 증세의 여파가 생기는 감기형 질환 경우로 나누어 볼 수 있다.

감기를 유형별로 분류하니까 좀 더 명확하게 다가오네요. 그 밖에 무엇을 중요하게 봐야 합니까?

감기 걸린 원인, 걸린 지 얼마나 되었는지? 주증세가 무엇인가 빨리 판단해야 한다.

- 기침이 주증상이면 기침의 정도는 어느 정도인가?
- 발적, 간간히, 가래를 끼고 하는가 아니면 마른기침을 하는가?
- 기침만 하는가? 콧물을 동반하고 발열이 있는가?
- 외감의 정도를 알기 위해 그리고 소음인인가 소양인인가 태음인인가 체열이 높은가 낮은가?
- 기침이 심하고 가래가 있으면서 추위를 많이 타고 아랫배가 냉한 사람이라면 오적산, 삼소음, 곽향정기산 등의 처방을 선택하게 될 것이고,
- 기침이 심하고 가래가 나오면서 몸이 아프면 외감과 실증이라고 보고, 소청룡탕이나 마계음[18],

---

[18] (2-031)마계음 : 당귀3~4, 마황2~3 관계1~2 감초1 진피 강5편

• 가래가 많고 끓으면 해표이진탕[19] 등, 체질과 상황에 따라 약을 달리 써야 한다.

감기의 원인과 걸린 기간, 주증상을 먼저 파악한 후 체질을 고려해서 약을 선별하는 프로세스네요. 임상에서는 흔히 쌍화탕을 기본으로 해서 주 호소하는 증상에 해당하는 약을 처방하는 경우가 많습니다.

쌍화탕 등의 치법은 전신기능으로 보강해서, 즉 인체의 면역력을 높여서 인체 스스로가 감기를 물리치게 하는 방법이다.

감기라는 것이 피로에 의해서도 생기는 것이다 보니 보중익기탕이나 쌍화탕류의 보약을 겸하는 약들도 의외로 득세하는 경우가 많으나, 외감의 경향이 강할 때는 오히려 병을 악화하는 경우가 있다.

물론 감기라는 것이 체력의 저하와 바이러스 감염 등 면역력의 저하와 체열의 감소 등에 기인했다고 볼 때, 처방 구성을 살펴보아도 보중하는 약물과 온열하는 약물, 미발표하는 약물들로 구성되어 있다.

일반적으로 감기를 자주 앓는 사람은 노인이나 허약형 소음인이나 어린이들이 상당히 많고, 건강한 사람이 무리를 해서 생기는 몸살도 많다.

---

[19] (2-056)해표이진탕 : 이진탕 가 소엽 마황 행인 상백피 자원 패모 길경 각0.5 강3편

요즘같이 환절기에는 비염과 축농증 환자 그리고 만성 해수성 기침[20]을 하는 사람들이 많아지고 있다.

주증상을 파악하는 것까지는 문진으로 쉽게 파악이 되는데, 처방을 선정하는 단계는 여전히 어렵습니다.

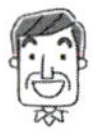

일단 주증상을 파악했다면 증상을 기준으로 병인이나 병리상태를 설정해야 한다, 다음엔 환자의 건강정도인 생리를 기준으로 하는데, 체열이 낮은 사람들의 일반적인 감기증상에는 오적산, 곽향정기산, 불환금정기산, 향소산, 삼소음 계열이 많이 쓰게 된다.

체열이 낮은 사람들은 대부분 추위와 소화기가 약한 것이 특징적인 것이기 때문이기도 하고 이런 사람들은 마황이나 시호와 같은 발산해열제와 소간(疎肝) 해주는 약물을 먹는 경우 기운이 빠지거나 감기가 더 심해지는 것을 볼 수 있다.

주로 표양허형[21] 감기라고 표현되는 것이 좋을듯하다 고방의 계지제가 많이 어울리는 처방이다.

---

[20] 해수(咳嗽) : 기침을 하고 가래가 없는 것을 해(咳)라고 하고 가래로 인해 기침이 나는 것을 수(嗽)라고 한다. 임상상으로는 보통 가래가 없는 기침을 해창(咳嗆) 혹은 건해(乾咳)라 하고, 가래가 있고 기침을 하는 것을 해수(咳嗽)라고 한다.

[21] 표양허 : 양허는 양기가 부족하고 기능이 쇠약해진 증상으로, 표양허는 양허로 인해 감기에 걸린 증상.

실증의 감기는 어떻게 구별합니까? 감기가 진행되면서 증상이 변합니다.

감기에서 실증이라 하면

열이 많이 나거나 기침소리가 대단하거나, 신체통이 심하거나 할 때 외감에 의해 풍한습통[22]이 많이 된 것이라 본다.

감기가 진행이 되면 소양증[23]과 양명증[24]으로 전입이 되는 경우도 있다. 감기가 전환이 되어 소양증을 나타나는 경우가 있는데 이럴 때는 소시호탕증이 나타나게 되어(구고, 인건, 목현, 한열왕래) 시호제가 포함된 처방을 하게 된다.

독감류의 경우는 소양, 양명, 태양이 겸하게 되는데 이럴 때는 구갈이나 진액이 마르게 되어 혀가 황태인 경우가 많고, 고열이 나고 신체가 쑤시고 아프면서도 밤에 잠을 자지 못하고, 코가 건조해지고 입에서 열이 나는 등 갈근해기탕[25]이란 처방을 종종 사용하게 된다.

---

22 풍한습통 : 풍한습 세 종류의 사(邪)가 결합되어 일으키는 통증, 비증(痺證)은 이 세 종류의 사기(邪氣)가 혼합되어 발병한 것이다. 병사가 피부, 경맥, 관절 등에 침입하면 기혈의 운행을 방해하고 저리고 마비되며, 붓고 관절이 무거운 등의 증상이 나타난다. 내장에 침입하면 숨이 차고 불안하며 허리가 굽는 등의 내장비증이 나타난다.

23 소양증(少陽症) 소양병, 증상으로는 입이 쓰고 목이 건조하며, 눈앞이 아찔하고 한(寒)과 열(熱)이 교체되며 가슴과 옆구리가 답답하고 결리며, 구토가 나고 식욕이 없으며 맥이 거문고 줄처럼 팽팽하다.

24 양명증(陽明症) : 양명병, 경증과 부증으로 나뉜다. 경증의 주요증상은 몸에 열이 나고 땀이 흐르며 갈증이 나고 답답하며 맥이 홍대하고 힘이 있다. 부증의 주요증상은 배가 아프고 대변이 통하지 않으며 열이 불규칙적으로 오르고 심하면 헛소리를 하며 맥이 침실하고 힘이 있다.

25 (2-012)갈근해기탕 : 갈근 시호 황금 적작약 강활 석고 승마 백지 길경 각1 감초0.5 강3편 조2매

곽향정기산

소아, 어린이 처방에 대해서 이야기 하다가 감기로 넘어왔습니다. 다시 어린이 처방으로 넘어가겠습니다. 선생님은 아이들에게 곽향정기산을 사용한 치험례가 많습니다.

곽향정기산은 감기에도 쓰고, 소화기에도 쓰고, 감기와 소화기 장애가 겸했을 때도 쓰는 처방이다. 적응증으로는 구토, 설사, 복통, 소화불량, 감기, 부종 등 광범위하게 쓰는 처방이다. 상한음증(傷寒陰證)[26]에 사용하는 처방으로 외감, 내상외감(內傷外感)[27], 내상에 쓴다.

곽향정기산은 옛날에 가장 많이 썼던 처방 중 하나이다. 그 이유는 예전에는 대부분의 서민들이 기아선상에서 벗어나 있지 못하고 못 먹고 못 살았기 때문에 외감, 즉 기온의 차이로 인해 내상이 생기는 경우가 대단히 흔했기 때문이다.

영양이 부실해서 기표(肌表)가 엷기 때문에 외감으로 인해 기표가 쉽게 울체(鬱滯)되고 또 약간만 발표(發表)시켜도 잘 풀어졌다. 이것이 바로 곽향정기산이다.

---

[26] 상한음증(傷寒陰證) : 3개의 음경에 생긴 병증. 태음병, 소음병, 궐음병 등 3개의 음병, 모두 장부의 기혈이 부족하여 생긴 증상

[27] 내상외감(內傷外感) : 배탈에 감기가 겹친 것,

곽향정기산의 기전은 어떻게 됩니까?

체열이 낮은 상태에서 급격한 기온 차에 접했을 때 인체는 체열소모가 많아져서 에너지 결핍현상이 나타나게 되며, 상대적으로 소화기에 분배되는 혈류량이 부족해져 소화장애를 일으킨다. 이로 인해 발생한 복통이나 설사, 소화불량에 곽향정기산을 쓴다.

곽향정기산은 외감(外感) 겸 내상(內傷), 내상(內傷) 겸 외감(外感)에 모두 사용할 수 있는 처방이다. 또 피부가 엷고 연약한 사람에게 적합하기 때문에, 피부가 엷을 수밖에 없는 아이들에게 많이 활용할 수 있다. 또 어른이더라도 여름철에는 상대적으로 피부가 엷어지므로 여름철에 발생한 내상형(內傷刑) 감기에 활용할 수도 있다.

곽향정기산을 감기에 활용할 때는 체열은 보통이거나 또는 체열이 높고 낮음에 관계없이 기육이 엷거나 보통인 사람의 내상(內傷)을 겸한 감기 또는 외감(外感)만 있는 일반감기에 쓴다.

시대에 따라, 상황에 따라 자주 사용하는 처방도 달라지네요. 현재의 우리에게 곽향정기산을 처방한다면 어떤 기준을 적용할 수 있을까요?

내 처방기준은

❶ 소화 장애인 내상을 겸한 위장형 감기

❷ 식중독, 급만성 위장염, 구토나 복통, 설사 등의 소화장애

❸ 평소 소화기 계통이 약하며 체열이 낮은 사람의 가벼운 위장형 감기

❹ 피부가 연약하며 소화 장애가 있는 사람의 감기이다.

11개의 약재로 구성된 복합처방입니다. 구성상의 특징은 무엇입니까?

처방구성을 보면, 평진탕[28]이 포함되어 있고 행기, 소도시키는 곽향, 소엽, 대복피, 길경 등이 포함되어 있어 외감(外感)으로 인한 표울(表鬱)과 이로 인한 수분장애와 소화기 장애를 겸하여 치료할 수 있는 것을 알 수 있다.

비슷하게 외감내상에 쓰는 불환금정기산[29]이라는 처방이 있습니다. 이와 감별점이 무엇입니까?

불환금정기산은 평위산에 곽향, 반하가 더해진 처방이라 소화기를 정상화시켜 주는 약이 많이 포함되어 있어, 소화불량이나 오심 구토 등 내상위주에 많이 사용하는 반면에,

곽향정기산은 소엽, 백지, 길경 등 외감에 사용하는 약재가 들어있고 이수제가 포함되어 있어 외감과 습체가 더 강하고, 외감을 겸해 있을 때도 많이 사용하며, 소화기에 습체가 심하여 구토나 설사할 경우에 곽향정기산이 더 적합하다.

---

[28] (2-071) 평진탕 : 창출 반하 각2 후박 진피 적복령 각1.25 감초 0.7 생강 3편 대조 2매

[29] (2-015)불환금정기산 : 창출2 후박 진피곽향 반하 감초 각1 강3편 조2매

Lecture 곽향정기산

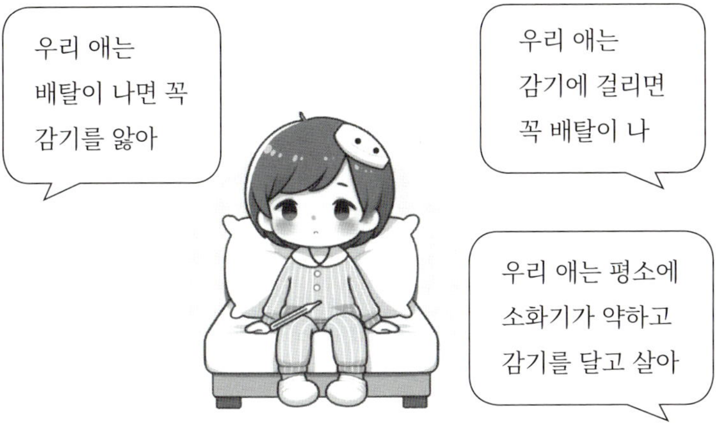
우리 애는 배탈이 나면 꼭 감기를 앓아
우리 애는 감기에 걸리면 꼭 배탈이 나
우리 애는 평소에 소화기가 약하고 감기를 달고 살아

Lecture 中統 14 寶 곽향정기산(藿香正氣散)

곽향6 소엽4 백지2 대복피2 백복령2 후박2 백출2 진피2 반하2 길경2 감초2

곽향정기산은 구토(嘔吐), 설사(泄瀉), 복통(腹痛), 소화불량(消化不良), 감기(感氣), 부종(浮腫) 등에 광범위하게 쓰는 처방이다. 상한음증(傷寒陰症)에 사용하는 처방으로 외감(外感), 내상외감(內傷外感) 또는 내상(內傷)에도 쓴다.

- 새로보는 방약합편 이종대 저 -

치험례

- 단샘 이종대 -

감기, 기침, 설사
기침이 줄어든 뒤 2달간 계속된 설사
박 ○○ 남 10세 태음인

▶ 용모

태어날 때부터 지진아동으로서 체구는 일반인과 다름이 없으며 태음인으로 보인다.

▶ 주증상

❶ 2개월 전 여름 시골에 갔다 온 뒤로 감기에 걸려 심한 기침을 했었는데, 기침이 경감된 뒤부터 하루에 한두 번 혹 서너 번씩 설사를 한다.

❷ 심한 기침은 나았으나 아직도 수시로 기침을 한다.

▶ 참고증상

❸ 평소에 편식이 심하고 채소는 거의 먹지 않고 김과 멸치, 고기만 먹는다.

❹ 가슴은 새가슴이다.

❺ 혀의 균열이 매우 심하다.

❻ 2년 전 식욕부진, 편식, 기상곤권으로 보약을 겸해 삼출건비탕에 황기건중탕을 복용한 적이 있다.

▶ 변증

주증상은 설사지만 가끔씩 기침증세가 있고, 2개월 전 발병초기에 기침을 심하게 하였고 기침 뒤 설사가 있다는 점에서 외감과 내상을 겸한 감기증세로 보았다.

감기의 원인인 바이러스나 찬 기온 때문에 체열이 많이 소모되면 에너지부족 상태가 유발된다고 보았다. 이러한 에너지부족 상태로 인해 소화기에 배분될 에너지가 부족해지자 소화기능 저하 및 장애가 발생되고 이로 인해 설사를 하는 것으로 볼 수 있다.

또한 2년 전 식욕부진, 편식 등으로 삼출건비탕이나 황기건중탕을 복용한 경력을 참고해 보면 이 아이의 소화기능이 다른 사람에 비하여 약하다고 볼 수 있다.

이렇게 소화기가 약한 상태에서 찬 기온 등으로 인해 열에너지를 빼앗겨 결과적으로 소화기의 에너지가 부족해지자 소화기능 장애가 생겼으며 설사를 하게 되는 것이다.

▶ 치법

감기를 겸한 설사일 경우에는 외감 겸 내상을 치료하는 치법을 사용해야 한다. 이 어린이의 경우는 여름철부터 증세가 시작된 것으로 보아 여름형 외상내감에 사용하는 치법을 사용하기로 하였다.

▶ 처방구상

여름형 외감으로 인한 설사 등에 쓸 수 있는 처방으로는 창름탕, 곽향정기산, 육화탕, 축비음, 이향산 등이 있다. 이 어린이의 경우 창름탕을 쓸 만큼 건실하지 못하며 또한 내상으로 인한 외감이 아니므로 축비음이나 육화탕 증세도 아니라고 볼 수 있다.

기침증세가 심하지 않으므로 가벼운 발표로도 치유될 수 있다는 점과 여름철이라 피부가 엷어지고 모공 또한 넓어져 소엽과 같은 가벼운 발표제로도 치유될 수 있다고 판단되었다.

고심 끝에 설사와 기침, 여름감기 등에 모두 적합하고, 평소 편식이 심하다는 점에서 내상과 외감에 모두 쓸 수 있으며 특히 여름철 소화기 장애를 겸한 감기에 뚜렷한 효과가 있는 곽향정기산을 써보기로 하고 여름철이라 향유, 백편두를 넣을까 하다가 원방으로 쓰기로 했다.

▶ 투약 1

평소 편식을 하며 여름에 심한 기침을 한 뒤에 발생된 설사와 잔존해 있는 기침을 목표로 곽향정기산 배량으로 5일분 10첩을 투약하였다.

▶ 경과 1

14개월이 지난 다음해 초겨울에 이 아이의 어머니가 다시 방문하였다. 지난번 약을 복용하자 곧 설사가 멈추었으며, 모두 복용한 이후 설사와 기침 등이 모두 없어졌다고 하였다.

▶ 증상 2

이번에는 15일 전부터 밥은 잘 먹는데 수시로 설사를 한다고 한다.

▶ 투약 2

단순 설사를 목표로 작년에도 효험을 보았던 곽향정기산 배량으로 5일분 10첩을 투약하였다.

▶ 투약내역

방약합편 중통14 곽향정기산 배량

곽향3 소엽2 백지 대복피 백복령 후박 백출 진피 반하 길경 감초1 건강 0.5돈 대추4매

- 1회 5일분 10첩 14개월 뒤 확인
  복용 후 설사, 기침 소실.
- 2회 5일분 10첩 미확인.

문답 10 태열, 아토피

요즘은 아토피나 태열, 가려움증으로 고생하는 아이들이 많습니다. 음식 탓이다, 장누수증후군[1] 탓이다, 환경 탓이다 등등 여러 설이 많습니다. 아토피 피부, 태열, 가려움증에 대해서 선생님의 의견을 듣고 싶습니다. 먼저 태열이 왜 생기는 것입니까?

태열(胎熱)은 모태의 영향으로 출생 직후부터 발생하는 피부질환으로 열이 많으면서 발적, 발진, 태선화[2] 등으로 진행된다. 증상은 아토피성 피부염과 거의 같다.

아토피성 피부염은 소화관 손상 등으로 인해 발생하는 피부의 모세혈관염이 바탕이 되어 나타나는 피부병이다. 체열이 많으나 열 발산이 잘 되지 않으면 피부에서 발적, 홍반, 발진, 태선화 등이 나타나며 만성화로 진행된다.

소화관 손상으로 인한 경우가 많은 만큼 음식의 영향을 많이 받는다. 단백질이나 기름진 음식 등을 먹으면 더 심해지는 경향이 있다.

특히 지방질이 많은 부위인 관절부위 즉 피부 겹치는 부위에 생긴다.

---

[1] 장누수증후군 : 소화기관 내벽에서 소화된 영양분을 흡수하는 역할을 하는 점막에 이상이 생겨, 분자가 큰 다른 물질까지도 혈관으로 흡수되어 다른 질병을 유발하는 상태를 말한다.

[2] 태선 : 태선(胎癬)은 태렴(胎濂)이라고도 한다. 젖먹이에게 흔히 보이는 급성 혹은 아급성 습진.

어떤 처방을 쓸 수 있을까요?

몸의 피부열이 많고 소화력이 왕성한 경우 하121의 사위탕[3]이나 주귀음[4]을 쓴다. 사위탕은 사물탕, 보혈제+황련해독탕, 보혈제+청열제+발산제로 구성되어 있다.

위열이 많아서 풍치 생길 때에 쓴다. 사위탕과 비슷한 증에 방풍통성산을 쓰기도 하는데 처음 몇 번은 듣지만 근치를 할 수는 없다.

청열(淸熱) 발표(發表) 시키므로 태열 뿐 만아니라 대개의 모든 피부병에 방풍통성산을 쓰면 일시적으로 좋아진다. 그러나 방풍통성산으로 치료되는 경우도 있다. 혹은 조금 호전되다가 도리어 악화되는 경우도 있다.

근본적인 치료를 하려면 혈액의 문제를 해결하여야 한다. 허약한 사람의 건선으로서 피부가 건조하고 갑착하여 두둘두둘 거칠해져서 흰 가루가 하얗게 일어날 때 당귀음자[5]를 쓴다. 때로 소풍산[6]을 쓰거나 형방패독산[7]을 쓰기도 한다. 형방패독산을 쓸 때는 패독산증에 준하는 증상을 같이 가지고 있을 때 쓴다.

---

[3] (3-121) 사위탕 :당귀 천궁 적작약 생지황 황련 치자 목단피 형개 박하 방풍 감초 각1

[4] (3-149) 주귀음 : 주당귀 백출 각1.5 주편금 주작약 천궁 진피 각1 주천마 창출 창이자 각0.75 주황금 주감초 각04 방풍 0.3

[5] (동의보감)당귀음자 : 당귀 방풍 백질려 생지황 적작약 천궁 형개 각1.2 하수오 황기 감초 각0.7

[6] (2-112)소풍산 : 형개 감초 각1 인삼 백복령 백장감 천궁 방풍 곽향 선퇴 강활 각0.5 진피 후박 각0.3 세다

[7] (2-019)형방패독산 : 감초 강활 기각 길경 독활 방풍 시호 인삼 적복령 전호, 천궁 형개수 각1

이외에도 천연두에 써온 생료사물탕[8]이나 오복화독단[9], 해독에 사용해온 자금정[10]도 사용한다. 심할 때는 우황해독단[11]을 사용하기도 한다.

---

[8] (2-170) 생료사물탕 : 생지황 적작약 천궁 당귀 방풍 각0.3 황금 박하 각0.2

[9] (2-178) 오복화독단 : 현삼 1냥 길경 8 인삼 적복령 마아초 각5 청대 2.5 감초 1 사향 0.5 금박 은박 각8편

[10] 자금정 : 만병해독단 이라고도 함, 오배자 120g 산자고근 80g 대극 60g 천금자 40g 사향 12g

[11] (2-171) 우황해독단 : 감초 금은화 각1냥 자초용 5 우황 3

Lecture 피부 통방 기본처방

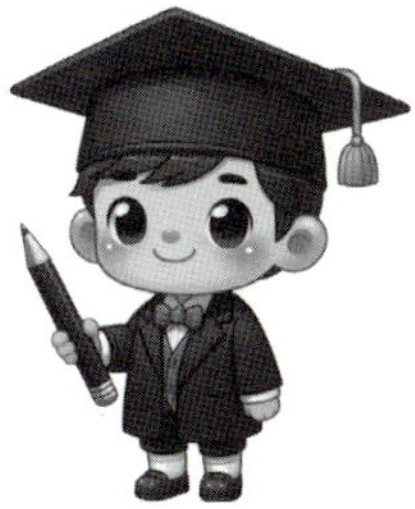

당귀음자

당귀10, 작약, 천궁, 숙지황, 질려, 방풍6g, 하수오, 형개, 황기4g, 감초3g

혈허, 혈조, 풍열에 의한 피부소양이 목표이다. 빈혈성으로서 피부고조 분비물이 적고 건조하여 발적도 적으며 소양을 주소로 하여 노인과 허약한 자에 많이 쓰인다.

피부소양증, 습진, 창개, 건조성 피부 질환, 만성 습진, 중이상의 아토피는 혈열을 없애는 치료

유설

생지황, 적작약, 천궁, 당귀, 금은화, 창이자 1전, 방풍, 황금, 박하 0.5전

무설

형개, 연교1.5전, 방풍, 현삼, 생지황, 당귀, 적작약, 천궁1전, 황금 0.7전, 박하, 감초0.5전, 금은화, 화피, 창이자1전

황련해독탕

아토피에 많이 쓰는 처방으로 황련해독탕이 있습니다. 사물탕과 합방한 해독사물탕(온청음)도 많이 쓰는 것으로 알고 있습니다. 모두 강한 청열제가 들어간 처방입니다. 어떨 때 이런 처방을 쓸 수 있을까요?

그렇지, 아주 강한 청열해독제지. 황련해독탕은 열(熱)로 인해 일어나는 모든 증상에 열 생산을 감소시켜 열을 가라앉히면서 혈관을 수축시키는 작용을 한다. 열로 인해 얼굴이나 피부가 붉어지고, 고열(高熱), 두통(頭痛), 두창(頭瘡), 발진(發疹), 항강(項强)[12], 수족번열(手足煩熱), 번조(煩燥)로 가슴이 답답한 것, 잇몸 출혈을 비롯한 점막조직의 열성출혈, 변비, 장출혈로 인한 변혈, 소변이 탁해지는 증상, 섬어 등에 두루 쓴다. 또는 열로 인한 발진이나 피부병, 단독(丹毒)[13] 등에도 쓴다.

십전대보탕이나 인삼을 먹고 뒷골이 당기고 발진이 나고 눈이 충혈되는 부작용이 나타날 때도 사용한다.

황련해독탕은 열을 급히 내리면서 혈관을 수축시켜 항진되어 증가된 혈액량을 급격히 억제하여 열생산을 감소시켜 조직을 수렴하는 작용을 한다. 그러나 황련해독탕을 지속적으로 복용할 경우에는 다른 처방과 배합해야 한다.

---

12 항강(項强) : 뒷목이 뻣뻣한 증상

13 단독(丹毒) : 일종의 급성 피부열동병증으로 환부의 피부가 벌겋게 달아오르므로 이렇게 이름한다.

대표적인 예로 황련해독탕+사물탕의 해독사물탕(온청음) 을 들 수 있다. 온청음은 혈열을 치료하는 처방으로 혈열로 인한 은진, 단독, 내외실열 등에 쓴다. 물론 표피로 열이 발산되지 않을 때는 승마갈근탕과 합하고 현삼, 형방, 선퇴 등을 더하여 쓴다.

처방구성상 어떤 특징이 있을까요?

모두 찬 약으로 구성되어 있어 청열성이 강하고, 황련과 황백은 수렴성이 강하다. 청열과 수렴을 동시에 하기 때문에 조직이 열성 상태로 인해 충혈되고 발진, 발적, 궤양이 발생한 증상에 사용할 수 있다.

피부나 호흡기의 기관지나 간이나 안구의 충혈을 비롯하여 소화기 조직인 위나 대장, 구강에 미란이나 궤양, 염증이 발생된 질환에 사용할 수 있다.

비슷한 역할을 하는 다른 처방과 비교를 해주세요.

먼저 당귀육황탕[14]과 비교를 해보자.

황련해독탕에 치자를 빼고 생지황, 숙지황, 당귀, 황기를 더한 처방으로 청열하면서 자윤을 공급하는 복합적인 작용을 하고 도한의 원인이 되는 열과 자윤을 공급하는 기능이 겸하여 있는 반면, 황련해독탕은 전신의 열과 심장의 열을 빼주고 혈관을

[14] (3-067) 당귀육황탕 : 황기 2 생지황 당귀 각1 황련 황백 황금 각0.7

수축시켜서 충혈을 아물게 하는 작용을 한다.

열을 내리는 처방 중에 백호탕과 비교를 해보면, 백호탕은 열을 급격하게 빼내는 작용을 하며, 이열탕[15]은 도적산과 사령산이 합해진 처방으로 청열과 함께 이뇨, 자윤작용까지 더해진 처방으로, 습체가 원인이 되거나 잠재된 충혈과 발열에 사용한다.

또 사청환[16]과 비교를 하면, 사청환은 간열을 빼내주는 처방으로 인체 내부의 충혈성 발열과 주로 생식기 질환에 사용하는 반면에, 황련해독탕은 전신발열이나 피부, 출혈 등 열을 빼내주면서 충혈된 혈관조직을 수렴시키는 작용이 겸하여 해열과 함께 염증을 동시에 치료하는 기능이 있다.

---

15 (동의보감)이열탕 : 감초 목통 백출 저령 적복령 각1.5 생지황1 택사2.5

16 (3-106)사청환 : 당귀 초룡담 천궁 치자 대황 강활 방풍 각등분

Lecture 황련해독탕

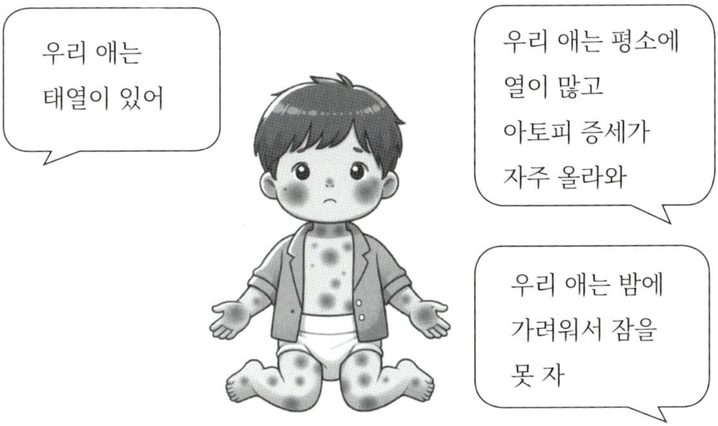
우리 애는
태열이 있어
우리 애는 평소에
열이 많고
아토피 증세가
자주 올라와
우리 애는 밤에
가려워서 잠을
못 자

Lecture 下統 12 寶 황련해독탕(黃連解毒湯)

황련5 황금5 황백5 치자5

황련해독탕은 열(熱)로 인해 발생되는 증상에 사용하는 처방이다. 열로 인해 얼굴과 피부가 붉어지고, 고열(高熱), 두통(頭痛), 두창(頭瘡), 발진(發疹), 단독(丹毒), 항강(項强), 수족번열(手足煩熱), 번조(煩燥)로 가슴이 답답할 때 쓰며, 잇몸출혈을 비롯한 점막의 열성출혈, 변비·장출혈로 인한 변혈, 소변이 탁해지는 증상, 섬어(譫語) 등에도 두루 사용한다. 즉 열 생산을 감소시켜 열을 가라앉히면서 혈관을 수축시키는 작용을 한다.

- 새로보는 방약합편 이종대 저 -

Lecture 황련해독탕의 활용례

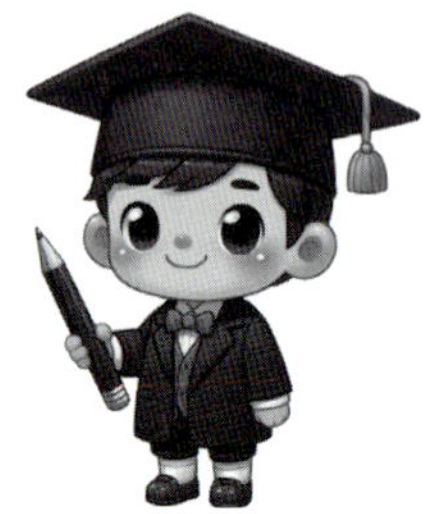

1) 여 61세 소양인 : 아들 잃은 뒤 口苦, 말 어눌, 육혈, 식욕부진, 추위, 더위 안 탐 加 당귀, 천궁, 백작, 숙지황2 조구등1.5 백출5전
2) 여 7세 소양인 : 소양감, 발진, 태열, 가려워서 잠을 못 자 合 사물탕 1.5 전
3) 남 52세 소양인 : 녹혈 먹은 뒤 생긴 눈 충혈, 안부소양증, 눈이 가려워 잠을 못 이뤄
4) 여 42세 태음인 : 자궁출혈, 지혈제를 맞아도 선혈이 쏟아져 나와 去 치자 加 지모 合 사물탕
5) 여 6세 : 태열, 태열이 심하여 병원에서 살다시피 해 加 사물탕
6) 남 61세 : 목욕탕에 들어가면 소양감이 심해지는 전흉부에 여드름 같은 발진

방풍통성산

황련해독탕과 방풍통성산은 둘 다 청열이지만 기전은 좀 다른 것 같습니다. 방풍통성산은 어떨 때 쓸 수 있을까요?

방풍통성산은 외감 뿐 만 아니라 내부에 생기는 독소나 발열까지 치료한다. 발한, 공하, 청열, 화해를 동시에 한다. 비만하고 면적(面赤)하며 변비가 있고 소변적삽하며 각종 피부질환, 소화기질환, 비뇨기질환을 다스린다. 특히 임상에서는 고혈압, 고지혈증, 동맥경화에 활용한다.

대시호탕과는 어떤 감별점이 있을까요?

대시호탕은 흉협고만(胸脇苦滿)[17]이 확실하고, 변비경향, 방풍통성산은 배꼽 주위를 중심으로 주위에 병독이 충만하여 팽팽하게 느껴지는 경우에 쓴다. 방풍통성산은 몸에 열은 많은데 그 열이 발산되지 않아 발생되는 여러 증상에 사용하는 처방이다.

방풍통성산을 그 외에 어떤 질환에 활용할 수 있을까요?

몸에 열이 많은 사람의 천식, 편도염, 아토피성 피부염, 관절염, 원인불명의 고열, 피부병 등에도 사용할 수 있다.

---

[17] 흉협고만(胸脇苦滿) : 가슴과 옆구리 부위가 답답하고 그득하여 편하지 않은 것

❶ 피부질환: 열이 많아서 발생한 제 증상,

❷ 발열질환: 편도염, 축농증, 감기, 고열성질환 등에 활용할 수 있다.

❸ 특히 피부병에 많이 사용한다. 피부병은 근본적인 치료를 해야겠지만, 우선 열 발산을 위해 부분적으로 발표, 사하시켜서 증상을 치료하는 것이다.

❹ 평소 체열이 높고 또한 감기 걸렸을 때 고열을 띠며 쉿소리가 나는 가래가 없는 마른기침에도 사용한다.

방풍통성산 증이 나타나는 인체의 생리 기전은 어떻게 됩니까?

사람은 항온동물이어서 열에너지가 계속 생산되는데, 생산된 열에너지가 외부로 잘 발산되지 않으면 이 열을 발산시키기 위해 체표면적을 늘리게 된다. 이때 체표 면적이 필요량만큼 늘어나지 않으면 열 발산이 어렵게 되고, 인체는 열 발산을 증가시키는 한 방법으로 피부에 혈액량을 증가시켜 발적과 홍반이 생기기도 하고 발열이 생기기도 한다.

즉 열이 체내에 과다하게 축적되어 있는 것이다. 그래서 방풍통성산은 체열과도로 인한 모든 질환에 사용할 수 있다.

소아의 경우 성장에너지와 유지에너지가 합해져 열이 많기 때문에 방풍통성산을 사용하는 경우가 많다. 물론 이 처방으로 완전히 낫게 할 수도 있지만, 일시적으로 증상만 호전되어 근본적으로 치료해야 할 사람도 있다. 일반적으로 고열성을 띠고 있는 열성질환에 다양하게 사용하는 처방이다.

청열제가 많이 들어 있어서 신체 상태를 신중히 고려해서 써야 할 처방인 것 같습니다. 방풍통성산을 쓰기에 적합한 신체조건은 무엇입니까?

그렇지. 이렇게 청열제와 사하제가 들어있는 처방은 신체 상태를 충분히 고려해야 한다. 방풍통성산을 쓰기에 적합한 신체조건은

❶ 습열이 많은 태음인이나,

❷ 열이 많은 사람, 몸이 뜨거운 사람,

❸ 열이 많은 아이들 또는 열이 많으나 발산이 잘 되지 않는 사람들에게 적합하다. 그래서 소아나 청년에게 자주 쓰는 처방이며, 허랭한 사람에게는 부적합하다.

처방구성을 보면 활석, 석고, 황금, 길경 같은 찬 성분의 약이 체내에 축척된 열을 냉각시켜주는 역할로 열 발생을 적게 하면서 대황, 망초는 사하시켜 열을 빼주고, 사물탕이 완화시켜 주고 형개, 방풍, 마황이 열을 체외로 발산시킨다.

다른 청열제 처방과 비교를 해주세요.

양격산과 방풍통성산을 비교하면 양격산은 승기탕에 연교, 박하, 황금 등의 청열제가 들어 있으며, 방풍통성산과는 달리 열을 사하시키면서 청열해 주는 것이 주효능이며 사물탕이 없고 발표제도 없다.

방풍통성산은 청열 완화 발표 사하를 동시에 한다. 양격산은 몸에 열이 많은 상태일 뿐이지, 표피에 열이 울체된 것은 아니다. 즉 과도한 열이 체내에 축척되어 신체기능에 부담을 줄 때 사용한다. 반면에, 방풍통성산은 열이 많은 상태에서 표피에 열이 울체된 경우이며 몸에 열은 많은데 발산 배출이 되지 않아 발생한 증상을 치료한다.

Lecture 방풍통성산

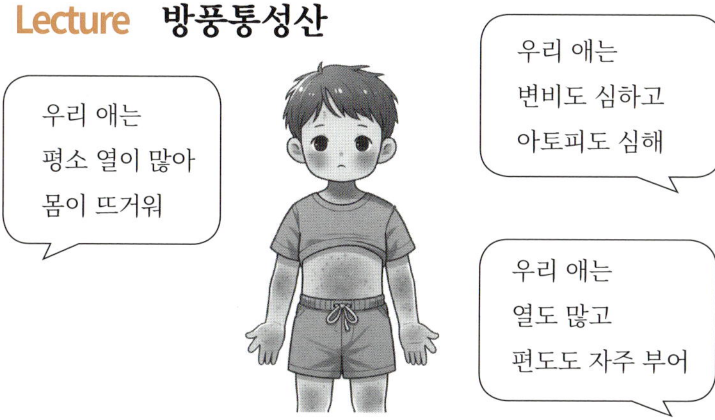

Lecture 下統 4 寶 방풍통성산(防風通聖散)

활석6 감초5 활석3 황금3 길경3 방풍2 천궁2 당귀2 적작약2 대황2 마황2 박하2 연교2 망초2 형개1 백출1 치자1

방풍통성산은 체내에 축적된 열(熱)이 발산(發散)되지 못하여 발생되는 여러 증상에 사용하는 처방이다. 그래서 몸에 열이 많은 사람의 천식(喘息), 편도염(扁桃炎), 아토피성 피부염, 관절염, 원인불명의 고열(高熱), 피부병 등에 사용할 수 있다. 또 평소 체열이 높은 사람이 감기에 걸렸을 때 고열을 띠며 목에서 쇳소리가 나는 등 가래가 없는 마른기침을 할 때도 사용한다. 피부병은 원인에 따라 근본적인 치료를 해야겠지만, 열울(熱鬱)이 원인일 경우에는 먼저 방풍통성산으로 열을 발표, 사하시켜 증상을 치료해야 할 경우가 많다. 물론 이 처방으로 완전히 낫게 하는 경우도 있고, 일시적으로 증상만 호전되어 근본적인 치료를 해야 할 경우도 있다.

- 새로보는 방약합편 이종대 저 -

치험례

- 단샘 이종대 -

소아 편도염, 인통, 변성
목이 아파 밥을 못 먹는 2살 된 남자아이
권○○ 남 2세 내열성태음인

▶ 용모

눈이 크고 이마가 나왔으며 얼굴이 넓은 편이며 열이 많은 태음인으로 보이는 2살 된 남자아이이다.

▶ 주증상

❶ 6일 전부터 편도염이 심하다. 특히 우측 편도가 더 심하게 아프다.
❷ 편도염으로 침을 잘 못 삼킬 정도이며 목이 아파 식사를 못 한다고 한다.
❸ 동시에 밤이면 발열이 심하다.
❹ 목이 쉬어 있다.

▶ 참고

❺ 추위는 타지 않지만 더위를 심하게 탄다.
❻ 몸이 전체적으로 따뜻하다.
❼ 찬 것과 시원한 것을 좋아하고 물을 많이 마신다.
❽ 소화는 잘된다.

▶ 변증

편도염을 겸한 성중(聲重)증세와 편도염으로 인한 발열이 있다. 이것은 편도염만 치유되면 함께 치유될 수 있다고 보았다.

평소 얼굴이 붉고 입술색이 선홍색인 점을 보면 몸에 열이 많다는 것을 알수 있고 앞이마가 나온 점으로 보아서는 체력이 좋고 강단이 있을 것으로 보았다.

▶ 처방 구상

소아기는 특히 세포분열이 왕성하고 급격히 성장하는 연령이므로 체열이 높은 시기이다.

이 아이는 감기로 인해 발생된 편도염인 만큼 실증이라고 볼 수 있다. 그래서 찬 약성을 가지고 있으면서 실증의 편도염에 쓸 수 있는 방풍통성산을 사용하기로 했다.

▶ 투약 1

열이 많고 몸이 단단한 2세 남아의 발열형 편도염을 목표로 방풍통성산 1.5배량으로 1일분 2첩을 투약하였다.

▶ 경과 1

6개월 뒤인 다음해 5월에 다시 편도염이 발생되었다며 약을 지으러 왔을 때 물어보니, 그때 편도염 약을 2첩 중 1첩을 달여서 1첩의 반을 3번에 나누어 먹인 후 편도염과 발열, 성중이 곧바로 나았다는 것이다. 약 반첩을 먹이고 다 나았다고 생각하여 나머지 약만 다 먹이고 1첩은 두었다가 버렸다고 한다.

▶ 증상 2

이번에도 2일 전부터 편도염이 발생되었으며 열이 나고 목이 아파 침도 못 삼킨다.

▶ 투약 2

증상이 먼저와 같은 편도염이고 방풍통성산이 효력이 있었던 만큼 이번에도 방풍통성산 1.5배량으로 1첩을 투약하였다.

▶ 경과 2

2일 뒤에 다시 와서 아이의 보약을 지어 달라고 하여 경과를 물어보니, 이번 약을 먹이니 전번과 달리 약을 먹으면 쓰다고 뱉어 약을 4/5정도 먹였으며 발열과 인통은 격감되어 침도 삼키고 밥도 잘 먹으나 저녁에는 목이 약간 아프고 열이 약간 남아 있는 듯하다는 것이다.

▶ 투약 3

그 약을 마저 먹이고 편도염이 다 나으면 보약을 먹이라 이르고 다한을 목표로 당귀육황탕에 황기건중탕을 합하여 3첩을 투약하였다.

▶ 투약내역

방약합편 하통4 방풍통성산 1.5배량

활석2.5 감초1.8 석고 황금 길경1.05 방풍 천궁 당귀 적작약 대황 마황 박하 연교 망초0.68 형개 백출 치자0.53돈

- 1회 1일분 2첩 6개월 뒤 확인
  1일분 1/2첩 복용 후 편도선염 인통 발열 변성 소실.
- 2회 1일분 1첩 2개월 뒤 확인
  1일분 4/5첩 복용 후 편도선염 발열 인통 격감.

부록: 소아과 변증도표

소아질환I

성장통
- 소건중탕
- 작약감초탕
- 인삼양영탕
- 육미지황원

변비
- 자윤탕
- 작약감초탕
- 삼출건비탕
- 윤혈음
- 통유탕
- 사마탕

식욕부진
- 비화음
- 소건중탕
- 전씨이공산
- 삼출건비탕
- 비아환

구토
- 국로고
- 비화음
- 곽향정기산
- 불환금정기산
- 소침환
- 오령산

연변
- 사군자탕
- 전씨이공산
- 삼백탕
- 포룡환

설사
- 백출산
- 비화음
- 전씨이공산
- 우황청심원
- 국로고
- 삼백탕
- 도체탕
- 곽향정기산

복통
- 소건중탕
- 작약감초탕
- 소합향원
- 곽향정기산
- 우황청심원
- 황금작약탕

소아허약
- 소건중탕
- 육미지황원
- 수토단
- 비화음
- 사군자탕
- 팔물탕
- 십전대보탕

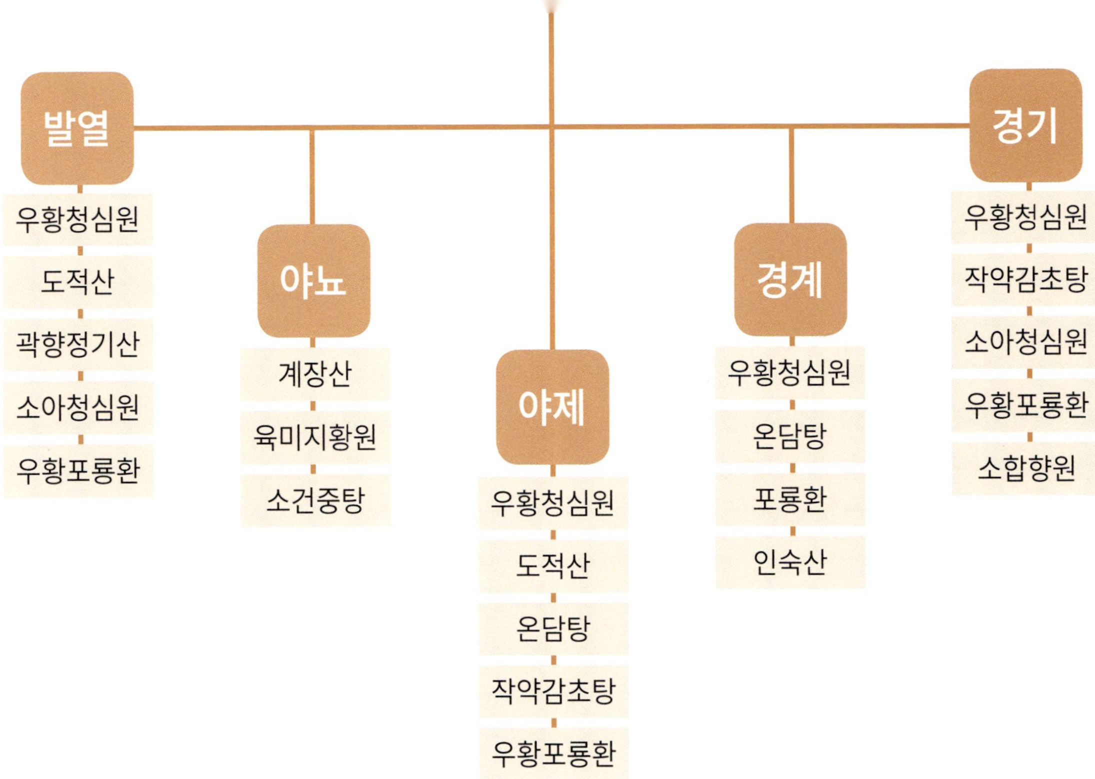

▶ **소아과 변증도표 Ⅰ** (『새로보는 방약합편』 이종대 저 참고)

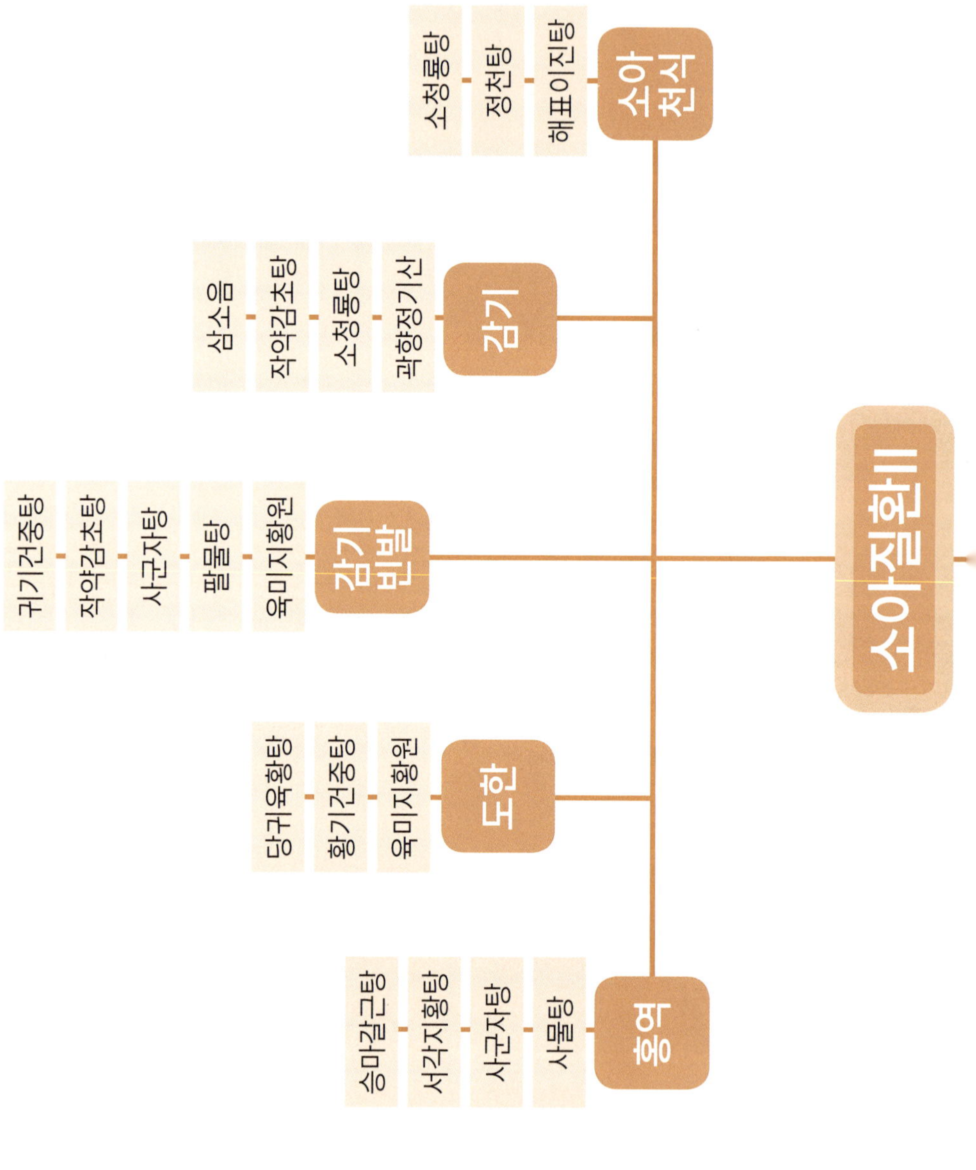

소아질환II
소아천식
해표이진탕
정천탕
소청룡탕
감기
곽향정기산
소청룡탕
작약감초탕
삼소음
감기빈발
육미지황원
팔물탕
사군자탕
작약감초탕
귀기건중탕
도한
육미지황원
황기건중탕
당귀육황탕
홍역
사물탕
사군자탕
서각지황탕
승마갈근탕

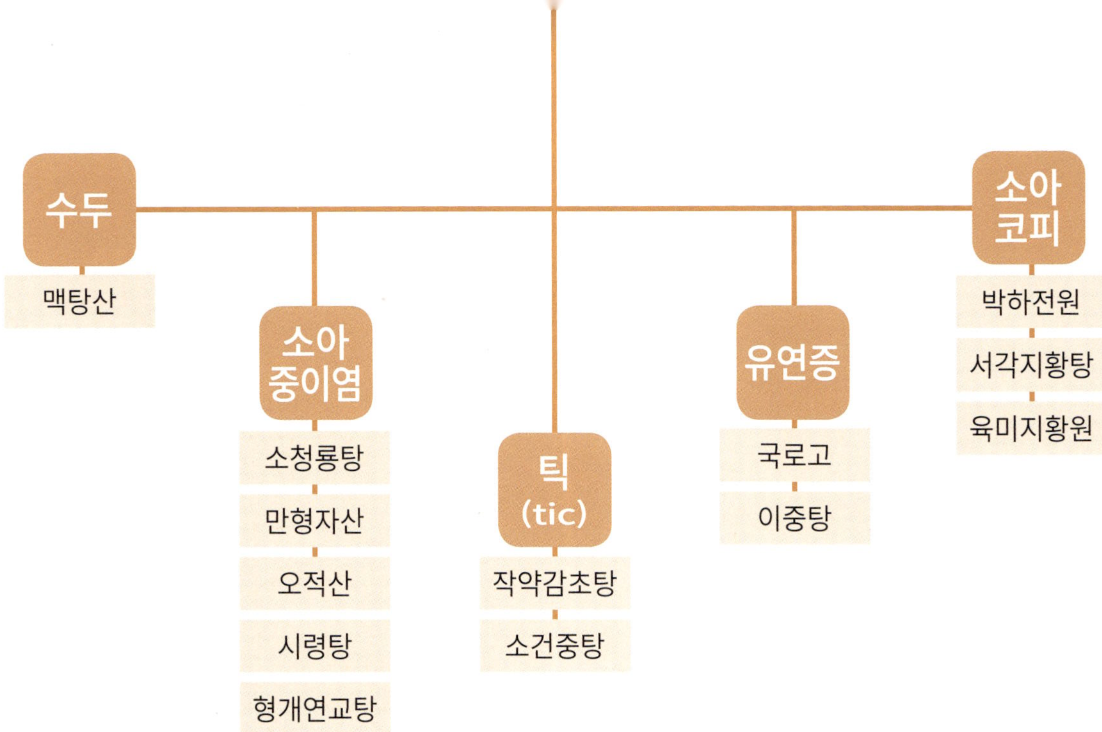

▶ **소아과 변증도표 II** (『새로보는 방약합편』 이종대 저 참고)

참고문헌

황도연 저, 『방약합편』 남산당, 2002

이종대 저, 『새로보는 방약합편』 단샘, 2006

허준 저, 『동의보감』 동의과학연구소, 2007

『한의학사전』 성보사, 1997

『신한의학사전』 도서출판 정담, 2010

벙개자료

대담자 단샘 이종대 할아버지한약방 원장

• 학력

1997~2002년. 호북중의대 중의학과 졸업

2019년 4월. 미국 American Liberty University 한의대 방제학 명예한의학 박사.

• 학회활동

2000년~현재. 통합방제 한의학회 (한의사) 학술고문

2001년~현재. 태극 한약학회(한약사) 학술고문

2015년~현재. 미국 상태의학회(미국 한의사) 학술고문

2010년~현재. 한약업사 고령자 채록사업단 대표

2019년~현재. 대한한약협회 학술위원회 회원

• 저서

2001년. 한약업사 고령자 채록집 1, 2권. 도서출판 참수레

2002년. 감기의 한약치료 2권. 도서출판 정담

2002년. 한방임상비방집(태극지합본) 3권. 도서출판 일중사

2004년. 새로보는 빈용 101처방. 도서출판 정담

2005년. 새로보는 빈용 202처방. 도서출판 정담

2006년. 새로보는 방약합편 4권. 도서출판 정담

2010년. 30처방으로 보는 한방병리 3권. 도서출판 정담

2018년. 병약도표 변비. 도서출판 정담

• 해외활동

미국 남가주 한의대를 비롯하여 다수의 대학과 학회에서 강의와 임상 교육 실시 중

• 후학 양성

현재 전국 한의대 통합방제 학회와 전국 한약대 태극한약 학회 정기 교육 중

2024년 경희사이버대 한방 겸임교수

편저자 최미선

울산대학교 사회과학대학 행정학 학사

원광대학교 약학대학 한약학 학/석사

한약국/약국 등에 근무하며 시민인문활동가로 활동하고 있다

'인문학협동조합 망원경'을 창립하여 초대 대표를 지냈으며

'시민인문학교 인문숲 사회적협동조합'을 창립하여 현재 대표로 재직 중이다

• 저서

2018년. 『소크라테스가 말을 걸어올 때』. 도서출판 마다

2018년. 『그들이 간 곳은 』. 도서출판 마다

2019년. 『유쾌한 한약담론 벙개』 공저. 도서출판 마다

2020년. 『나는 책으로 훌쩍 큰다』 공저. 도서출판 광장

2021년. 『비극속에서 나를 찾다』 공저. 도서출판 광장

유쾌한 한약담론

벙 개

시리즈 1 소아 · 어린이

인쇄 / 2024년 6월 10일
발행 / 2024년 6월 17일

편저자 최미선
대담자 이종대
발행인 김정찬
발행처 도서출판 정담
주소 서울특별시 송파구 송이로17길 50-27 (가락동 13-10) 2층
전화 02-443-2791
팩스 02-430-7370
홈페이지 www.jdb.co.kr
등록 제 22-135호

정가 13,000원
ISBN 978-89-8085-879-8

저작권법에 의해 무단 전재나 복제를 금합니다.
잘못 만들어진 책은 바꾸어 드립니다.